思想觀念的帶動者

文化現象的觀察者

本土經驗的整理者

生命故事的關懷者

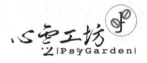

心靈工坊
|PsyGarden|

Holistic

探索身體，追求智性，呼喊靈性
攀向更高遠的意義與價值
是幸福，是恩典，更是內在心靈的基本需求
企求穿越回歸真我的旅程

喚醒心中的詩
表達性藝術的詩歌創作、療癒與復原力

Poetry in Expressive Arts
Supporting Resilience through Poetic Writing

瑪戈·法契斯·尼爾（Margo Fuchs Knill）與

莎莉·阿特金斯（Sally S. Atkins）／著

文苑／審閱　·　丁凡／譯

獻給

我摯愛的先生，保羅·尼爾（Paolo Knill），
他的音樂與詩產生共鳴。

——瑪戈·法契斯·尼爾——

我的先生，比爾·阿特金斯（Bill Atkins），
我一生的摯愛，感謝多年以來的支持。

——莎莉·阿特金斯——

目錄

contents

目錄

contents

想像的治癒與表達性藝術詩歌書寫

/

文苑

　　閱讀瑪戈・法契斯・尼爾（Margo F. Knill）和莎莉・阿特金斯（Sally Atkins）的《喚醒心中的詩：表達性藝術的詩歌創作、療癒與復原力》一書是個熟悉和享受的滋養；閱讀的歷程讓人很沉浸在艾洛斯和繆斯精神、感官認識論、目的論、現象學等的相互作用裡。本書的前半部她們提出詩歌的一般用法，進而到詩歌在感知互動表達性藝術治療運用；後半部則提出詩歌的療癒本質如何為我們提供希望、信心和復原力。整體說來整本書不只有作者們的詩歌所貫穿，也為表達性藝術治療的核心本質所貫穿，包括了愛、透過創作來理解、玩性的基礎、關注希望、身心靈的投入、資源本位、多元觀點、讓作品為自身說話等，這是本難得結合表達性藝術治療理論和實務，且以詩歌及詩學的藝術形態作為支持想像力的書。

　　尼爾和阿特金斯在書裡寫道：「詩歌的書寫（藝術創

作）不在於美，在於發自於內心的眞實和確切的字眼」（2020, p.118）。榮格學者詹姆斯‧希爾曼（James Hillman）則提過：「字句就像枕頭，如果放對位置，就能減輕痛苦」（引自 Tibaldi M 2014, p.148）。如作者所言，這是第一本專注在感知互動表達性藝術工作中詩歌書寫的書；詩歌是一門獨特的藝術學科，由於與其他藝術學科一樣與想像有連結，所以可以喚起或找到以其他任何的想像型態來做進一步地表達，如：從文字型態到視覺圖像、節奏或動作等型態。在表達性藝術治療裡，這創意的行動如同遠離中心化，讓我們眞實經驗的護持和對的字眼的獲得成爲可能，然而這創意的發生需要在一個清楚的架構上，一個奠基在安全信任專業關係的護持的基礎上、發生於治療師、個案和藝術歷程和作品的三角互動關係上。這清楚的會談架構爲作者們在第二章提出，包括（1）注入、（2）遠離中心和美學分析、（3）收穫。

在書中作者們除了對表達性藝術治療基本概念和會談結構做出闡述外，也透過自身實務工作及教學經驗，爲每一章節的主題具體提出實例。本書聚焦於以書寫詩歌的行動來進入想像的世界，再以朗讀、音樂或演出等藝術形態來深化擴展。表達性藝術治療根基於人類的想像力、是回歸古老療癒的起源。表達性藝術治療理論主要奠基者保羅‧尼爾（Paolo J. Knill 2004）提出，感知互動表達性藝術治療是整合想像型態的治療；想像能力的彰顯是透過感官的型態。尼爾將感官的能力和不同的藝術做了連結，並以藝術作爲靈魂的自然良藥。爲他來說，治療是靈魂的創造

（soul-making），靈魂是居住在想像的領域。詹姆斯・希爾曼與索努・沙姆達薩尼（Sonu Shamdasani）在《死者哀歌：榮格《紅書》之後的心理學》的對話裡，提到：「心靈是個活生生的想像世界，任何人都可以下去到那個世界。那是你的眞相，那是你的本質，那是你的靈魂。你在尋找靈魂，而你的靈魂就是想象力」（2013, p.114）。藝術是源於人類的想像能力，具有超越實際現實的功能，提供我們另類的視角：卽我們可以藉由藝術進入藝術所提供的想像世界，以暫時離開日常世界裡因簡化、掩飾和抽象所帶來的限制，並沉浸在活生生的、流動的藝術歷程；此歷程也是一個可以反映我們個人及生態的生命歷程，藉此我們的經驗和理解的方式被擴展、玩性的範圍被擴大和回應困難的語言被豐厚，爲新觀點的感知及內外資源的連結帶來更多的可能性。這本書爲這樣的歷程——遠離中心化所帶來的治療效益：賦權效應、治癒的、和解的、問題解決和促進正向改變的，提供了清楚的論述和例證。

　　本書對於表達性藝術治療專業工作者的專業發展，或使用表達性藝術於治療或教育輔導的專業工作者來說，是不可缺少的引導指南。

參考文獻

• Atkins, S., & Eberhart, H. (2014). *Presence and process in expressive arts work: At the edge of wonder.* Jessica Kingsley Publishers.

- Hillman, J., & Shamdasani, S. (2013). *Lament of the dead: Psychology after Jung's Red Book.* WW Norton & Company.

- Knill, M. F., & Atkins, S. (2020). *Poetry in expressive arts: Supporting resilience through poetic writing.* Jessica Kingsley Publishers.

- Knill, P. J., Barba, H. N., & Fuchs-Knill, M. (2004). *Minstrels of soul: Termodal expressive therapy.* Egs Press.

- Tibaldi, M. (2014). 'Clinical implications of James Hillman's theory in a multicultural and changing world'. *Analytical Psychology in a Changing World: The search for self, identity and community*, 147.

前言

／

雄恩・麥克尼夫（Shaun McNiff）
／表達性藝術治療大師

適合並支持我們工作的語言

我們非常需要《喚醒心中的詩：表達性藝術的詩歌創作、療癒與復原力》這本書，以及書中聚焦在治療、教育、健康、研究中的藝術，及其中引人入勝和具藝術性的語言。本書除了展現我們和他人的工作中如何完善地運用詩歌表達外，也協助我們轉變當代專業實踐與文化上的嚴重問題。現在是一個絕佳時機，可以替代充斥在這些領域中迂腐的技術性術語；這些術語與他們使用藝術促進幸福所做的工作相互矛盾而且模糊不清。詹姆斯・希爾曼（James Hillman）強調，專業領域是為他們所使用的語言所定義的。基於此，他說：「心理學生病了嗎？」（1978）他也感嘆心理交流無靈魂的狀態，並提倡與情感、文化及世界上的人類經驗相協調的「詩意的心理學」。

我認為，近年來，心理學語言每況愈下。尤其我想指出，當

代在治療、教育及健康中的藝術領域是如何將他們所做的一切都描述爲「干預」和「指示」。矛盾的是，在與他人的專業關係中，他們使用威權式的語言來糾正權力失衡（McNiff 2019）。在研究或專業出版中都充斥著這個問題；佔主導地位的社會科學領域也有非常近似的問題。專業文字中充斥著一成不變的方法及語言，這些方法和語言只是在呈現既有架構上，不斷重複與強化而已，而不是閱讀、感覺和詮釋文本，更遑論詩意地對文本作出回應。我們用機械的程序來對文本編碼，這情況與詩意的表達對立。然而，這個問題也提供了機會，並歡迎接下來的改變。

如果我們用更有想像力的方式進行溝通，反而會爲我們與他人的工作裡提供詩意表達的一個平台。我們不但能對環境發揮影響力，或許也能決定環境中未來的表達方式。

本書提供並注入了重要的藝術，有助於治癒專業與學術界充斥著的語言與思維的苦惱。本書提供令人信服的內容，讓我們「對文字更加敏感」、「尋找文字」、「和文字玩耍」、用詩歌「進行不同的思考」、體驗「驚奇」。本書全文從頭到尾都在關注這些目標，並提供一場生動富饒詩意的討論，探討如何在實務中與他人一起解決問題。

作者們的詩歌貫穿整本書，爲鼓勵他人投入的實踐樹立榜樣。他們透過例子和完全沉浸在詩歌表達的經驗過程中來展示實踐方式。他們也強化治療師、教師與研究者在藝術學科領域裡維持個人實踐的需要，真正活出他們希望帶給人們的詩的體驗。當

我因為詩歌而充滿生命力時，我在世界中看到了詩歌、在關係中感覺到了它、在我們的談話時候捕捉它。我將詩帶入到我所做的每件事。我說話的方式也不同了，可能更有詩意了。我的導師，美國詩人樊尚‧費利尼（Vincent Ferrini）說：「生活是首詩……在氛圍中發生。」

今天，在藝術與人類經驗領域的專業實踐與研究圈子的氛圍缺乏詩意的意識。詩沒有在「發生」，或是正如西班牙詩人羅卡（Lorca）可能說的，沒有小精靈（duende）。在工作成效上，這環境的脈絡對在其中所做的工作有決定性的影響。

作者們在這方面長期工作，累積了許多經驗，擁有相當的權威和可信度。一九八〇年代早期，我就看到瑪戈‧法契斯‧尼爾（Margo Fuchs Knill）持續地用詩與畫回應表達性藝術治療研究所的學生。本書中，她除了針對自己的經驗寫出最完整的思緒與感受外，我一直很清楚，她在實踐中表現出了一致性。如果我們在治療、健康與教育領域使用藝術，證明它們比線性與邏輯思考和語言提供更多東西，為何我們不在教學、督導、研究與一般的反思中使用藝術的語言呢？「藝術回應」（response art）成為藝術治療的常用術語和實踐之前，瑪戈就已經很自然地使用「藝術回應」，作為維持理論和實踐連續性的不可缺少重要的部分。她激發了詩意的意識的氛圍。

一九九〇年代中期，我遇見了莎莉‧阿特金斯（Sally Atkins），她也在教學、治療與研究中使用詩作為溝通和探究的基本模式，

令我十分欣賞。詩意的表達與思考讓她更加投入各方面與存在、創作過程和好奇相關的專業工作；顯然，這些目標與價值只能經由充滿想像力的語言，與其自身的存在共鳴，和來自於它們自身的存在來獲得。在莎莉的工作中，我看到她表達詩歌的具體方式；她表達的語氣和方式與內容一樣具有影響力。她讚美詩歌和詩歌的節奏是如何以呼吸為基礎——這是創造的生態系統，其將詩歌的語言伴隨著舞蹈、歌聲、戲劇與視覺呈現融合在一起。

天生的治療者

　　我的經驗讓我確定，無論在哪裡，詩歌是人們在危機、失落和絕望時，最常使用的藝術形式。除了作者之外，我長期和以下人物保持親近的關係，他們都在治療中使用詩：亞瑟·勒內（Arthur Lerner）、莫里斯·莫里森（Morris Morrison）、肯尼斯·戈雷里克（Kenneth Gorelick）、史蒂芬·萊文（Stephen K. Levine）、伊莉莎白·麥金（Elizabeth McKim）等人。我曾自問，為什麼這最為無所不在的藝術治療形式中有著最小的、卻也最投入的專業社群？我也認識卡洛琳·蘇洛斯（Caroline Shrodes），很欣賞她寫的《文學心理學》（*Psychology Through Literature, Shrodes, van Gundy & Husband, 1943*）。書中為我們的工作提供了藝術範例，但是藝術治療界很少有人注意到這本

書。一九八一年，我寫了《心理治療中的藝術》（*The Arts in Psychotherapy*）一書，支持各種藝術形式的全面使用。其中的第一章就是在討論語言與創意寫作。我想要肯定我們工作中的詩意表達和作者們在歷史上所發展的以藝術為本的心理學。

是什麼使詩歌成為困難時刻最本能的表達模式——以現代語言來說，詩是靈魂的「預設模式」，還是正如尼采（Nietzsche）說的「拯救的巫師，療癒的專家」？或許因為書寫的孤獨和沉思本質，使得書寫的核心結構適合獨自一人的反思時刻。書寫不需要特別的空間與材料，只需要基本的書寫工具和桌面。這一切都支持自發性的表達欲望。詩是直接並容易親近的情感語言，特別是在其真正有機且直接地與聲音與身體結合在一起時，詩與靈魂最深處的返祖現象（atavism）產生連結，將感受形塑為簡潔、永恆的形式。

詩具有著悠久和根深柢固的煉金術歷史，可以在困難的時刻帶來正面影響，成為安慰、引導的來源，有時甚至帶來超越。詩歌表達與挫折打交道，讓個人或文明都繼續往前進。對我而言，美國詩人迪奧多‧羅賽克（Theodore Roethke）有句話說得最為精闢：「在黑暗時代，眼睛開始看見。」

除了創作與表達療癒力之外，詩歌也可以在文本和記憶中將療癒力保存起來，讓創作者與其他人可以再度使用。《喚醒心中的詩：表達性藝術的詩歌創作、療癒與復原力》推進了這個傳統，並在我們的時代賦與詩歌新的生命。

參考文獻

- Hillman, J. (1978) *The Myth of Analysis: Three Essays in Archetypal Psychology*. New York, NY: Harper & Row.
- McNiff, S. (1981) *The Arts in Psychotherapy*. Springfield, IL: Charles C. Thomas Publishers.
- McNiff, S. (2019) 'Reflections on what "art" does in art therapy practice and research.' *Art Therapy: Journal of the American Art Therapy Association 36*, 3, 162–165.
- Shrodes, C., Van Gundy, J., and Husband, R. W. (eds) (1943) *Psychology Through Literature*. New York, NY: Oxford University Press.

感謝

　　我們在瑞士薩斯費（Saas Fee）的歐洲研究學院（Europen Graduate School, EGS）夏季班、美國北卡羅萊納州的阿帕拉契州立大學（Appalachian State University）、國際表達性藝術春季研討會（International Expressive Arts Spring Symposia），以及在各個大學與機構的教學、反思、書寫、分享詩歌，以及與詩歌工作的歷程中，孕育了這本書。我們要感謝這些大學與機構中所有的學生與教師群，是他們豐富了我們對這個主題的了解。

　　我們非常感謝萊斯利大學（Lesley University）的雄恩・麥克尼夫博士（Dr. Shaun McNiff），他慷慨地同意提供美麗的畫作當作本書（英文版）封面，並爲本書寫了前言。我們也很感謝許多詩人爲本書慷慨提供他們的詩：瑪麗安・亞當斯（Marianne Adams）、麗茲・坎漢姆（Liz Canham）、湯瑪斯・蘭・克勞（Thomas Rain Crowe）、卡洛琳・丹尼爾（Caroline Daniel）、史黛西・達林（Stacey Dallyn）、史蒂芬・萊文（Stephen K. Levine）、蘿莉・艾爾考克斯-麥爾（Laurie Eilcox-Meyer）、福亞阿克特・穆斯尼特斯基（Fulya Kurter Musnitsky）與歐迪・維里茲（Odette Velez）。我們要感謝同事在各個階段閱讀部分的初稿，並提供意見，包括瑪麗安・亞當斯（Marianne Adams）、茱蒂

絲‧阿拉路（Judith Alalu）、蘿莉‧阿特金斯（Laurie Atkins）、蓋塔納‧佛德曼（Gaetana Friedman）、湯姆‧麥勞林（Tom McLaughlin）與喬安‧伍德伍斯（Joan Woodworth）。

我（瑪戈‧法契斯‧尼爾）非常感謝我的個人指導教授布魯諾‧克拉夫（Bruno Krapf）、伊莉莎白‧麥金（Elizabeth McKim）與芭芭拉‧特拉伯（Barbara Traber），他們支持我在學術界以及治療專業中的寫詩之路。

我們感謝潔西卡‧金斯利出版社（Jessica Kingsley Publishers）的投入，讓本書以及相關書籍得以問世。我們特別感謝編輯珍‧艾文斯（Jane Evans）與克萊爾‧羅賓森（Claire Robinson），謝謝他們的專業指導與支持。

緒論

瑪戈‧法契斯‧尼爾（Margo Fuchs Knill）

溫柔對待你心中的字母，它已靜默許久。

• ◆ •

寫這本書的靈感來自四根支柱：愛、復活、理解（knowing）與超越。

一、愛

如果我不相信愛，我就不會寫作。沒有「愛」的強大基礎，我的書寫將會漫無目的地游離。我的文字將乾涸和死亡。我的詞語將孤獨，並變得沮喪。我的書寫將無法發光、無法成形、無法存在。同時，「愛」有時讓我們難以言語，遍尋不著適切的文字。

在共融的意義上，愛激發交流溝通的渴望。這是詩歌的語言：直接、誠實、關懷。愛想要我們好還要更好、美麗發光。經由愛，我們可以感受到被理解和滋養；我們學習優雅、真誠地

行動。我想要說，我一生就是爲「愛」服務。我想要表達這一
點，詩歌協助了我。

儘管如此，也奪不走我的愛

我想呼喚你
以鳥自由的鳴聲
我想與你築巢
在接近樹幹處

我想為我們建造
只以羽毛，別無他物
空中的城堡

我想能夠說，是的
我們使用了第二次機會，是的
我愛你，直到最遙遠的渺無氣息之境。

——瑪戈 · 法契斯 · 尼爾

二、復活

我的書寫，這種書寫，我稱之爲「詩歌的書寫」，它讓我復
活。我說的復活是有實際和隱喻意義的復活。我有位朋友失去了

她最小的孩子。她陷入了深深的哀悼之中，但是她必須繼續活下去。她開始在紙上寫詩歌、寫她和過世孩子內在對話的日誌。她告訴我：「我的創造力讓我繼續下去。這是我生存的唯一方法。」這項創意轉化的行動，使她得以在面對悲劇與改變時，仍然能夠保持開放。詩給予她一個容器（vessel）體驗哀悼，卻不至於被哀悼淹沒、吞噬。詩讓她深入哀悼並回歸日常。爲了復活，我們需要全然的清醒，否則我們無法體驗那令人振奮的感覺。這種感覺往往與對活著抱著感激之情有關。這位朋友無須讓自己麻木。她可以感覺著失落的哀傷，然後跟女兒道別。她的書寫是對失去的孩子的愛的獻詞。

人生有許多讓我們感到低落的命運轉折，例如失去所愛之人、疾病、使我們感到沉重的創傷。詩歌的書寫與分享幫助我起身、重新站起來；需要幫助的人不再孤單。首先，我有位夥伴，叫做「有耐心的紙」，它透過文字，安靜地傾聽我、帶著我這個作者。奇怪的是，書寫總是能夠帶著我走得更遠，從我開始下筆之處，一字又一字地、一行又一行地往前。書寫總能給我另一次的機會。每一天，我都會進入一個新的局面。

如果復活

與我能聆聽那響亮而有力的鳥鳴之感激有關，那麼我會說，是的，今天，星期天，四月中旬，又給了我新的生命。我重生邁入新的現實。入春，受到花粉與甜蜜花香所洗禮。不如

昔日赤裸，但依然哭泣，痛苦不已，既不在那裡，也不在這裡，我的腳仍然騰空。

我擁有傷疤與痛處，復活後的我變得健康、掌握自己、繼續相信奇蹟。這是我們的信仰，對青草、綠能、對我們人類內在春天的信念；我們播種，然後收穫。

——瑪戈·法契斯·尼爾

三、理解

人們以不同的方式理解。我不是在講實際的知識，我說的是不言而喻、帶來易感的知識，它引領我做出決定和採取行動，讓我有勇氣去我的心（heart）要我去的地方。我在講這些領域中，人類研究已經達到了一個極限，數據的搜集是不夠的，一個問題導致了另一個問題，這是信念與想像開始的地方。我在思考這樣的問題：我們從何而來？我們要往哪裡去？我們出生前是什麼？死後會有什麼等待著我們？上帝是誰？上帝是什麼？

「太初有道，道與神同在，道就是神。」（《舊約聖經》《約翰福音》第一章、第一節）。這些字刻在我童年和青年時期去的

教會的牆上。每個星期天，我看著這些刻在石頭上的大字。這些字似乎代表我無法理解且無可動搖的眞理，一個讓我感到困惑同時也吸引我的眞理，比神父的講道更吸引我。

二十七歲時，我離開瑞士，搬到美國，忘記了牆上的字。忽然間我很茫然，無法表達我自己。我的英文不夠好又太害羞、不敢問。我無法眞正表達我想說的話，我的詞彙很有限。我有一本日記，我寫信、玩著文字。我的老師說：「喔，這聽來很有意思，是很棒的詩。」我發現，透過玩著少少的幾個字，意義就出現了。有些東西在對我說話。我覺得我可以說出對我來說是眞實的事物，我可以支持它。我也想起了白牆上的文字。我開始了在白紙上書寫。我被創造，也是在創造。作爲被創造的創造者，我是偉大創造的一部分。

對我而言，詩歌很頑固、意志堅強，卻又能爲我服務。詩歌可以承載我的重擔、可以放下它、也可以拿得起它。詩歌不會複製、詩歌有建設性、詩歌超越了我。詩歌說的是不同的語言，用節奏、押韻、字句與意象來說。詩歌持有悖論。詩歌用花香、萌生的新芽、心的季節、我們思緒的飛躍來說。詩歌用翻筋斗的方式說話。

就這層意義上，詩歌把我從正常的說話方式和常識中拋出來，向我提出另一種「語言」。我必須在語言上重新定位自己。語言、思維、行爲彼此互相影響。當我改變使用語言的模式時，我就會改變我的思維與行爲。我獲得了新的視角。

創作

是

創造一種「創造關係」（creationship）；

我

被創造

我

也創造。

身為

被創造的

創造者

我是

偉大創造

的一部分。

瑪戈 ‧ 法契斯（1996, p.35）

四、超越

　　生命（Life）被賦予於我，生命也從我身邊被奪走。有時，人生（Life）善待我。有時，人生完全無法預期，把我嚇得要命。

　　過去幾年，我不得不學習：我的生命無法恆久存在，我愛的

人也無法永遠存在。我體驗到為了生存而驚惶失措的恐懼時刻，我完全不知道如何重建希望。我寫了以下這首詩，此詩向我揭示了擺脫恐懼的方法。光明讓這一刻光彩明亮。我可能卡在我的思維與觀點裡，但是，詩歌讓新的、出乎預料的觀點出現。詩的語言超越了我的理解，把我拋在後頭，然後找到路回到我身邊。詩歌牽起我的手，像是位安撫的母親，準備給我一個精神上的擁抱。

透過詩歌，我們會接收到某種氛圍。未被寫下的、無法寫下的，以及精神上的內容都可以發出光芒。詩歌讓我驚奇，如今亦然。詩歌可以揭露、可以隱藏，榮耀神祕與神聖的事物。

恐懼

別怕，夜晚對
白日說。
一同喜悅吧，白日對
夜晚說。
我是你的安慰，
夜晚說，
我讓這一刻
光彩明亮。

——寫給B，
　　瑪戈 · 法契斯 · 尼爾

莎莉・阿特金斯（Sally Atkins）

　　書寫是我的生命核心實踐。我是屬於山岳與森林的女子。我住在北卡羅萊納州西部的南阿帕拉契山。我寫詩的靈感往往來自林中散步的時刻。住處的古老景觀也停駐於我心靈。我寫是為了深化我對這世界的經驗。對我而言，詩歌是冥想的練習、避難所、神祕的事物。我持續學習詩歌表達的力量，以促進我成為一個人、分享經驗與情感，並為我內在的生活護持一個空間。

我為何寫詩

更深入地安棲於我的生活中
堅守我個人經驗的真相
尋找驚喜
慶祝生命
嚇唬自己
尋找陰影
面對我對自己撒的謊
對想要穿透我的敞開心扉
接近神祕

——莎莉・阿特金斯

◆

對我而言，詩歌總是從呼吸開始。教學時，我幾乎總是從專注呼吸和引用我已熟記於心的詩句開始。這樣的開始會改變課堂氣氛，我和學生都會放慢腳步，來到當下此刻。正如以下這首詩說的，我們能夠感受到風、看到月亮與星辰，以身體來感覺大地、空氣、火與水，喜悅地將雙腳扎根於土地上；這些能力提醒了我，我是自然世界的一份子。

呼吸是第一個祈禱

呼吸是第一個祈禱
讓我們向風敞開心扉。
節奏讓我們呼吸
進入世界的脈動。

衝動存於物質中。
土、水、
氣、火的形體，她知道
我骨頭的形狀。

音樂是我們回到星辰中的渴望。
石頭記得，
唱回這故事。

月亮如何夜夜升起，

她如何默默地縫起星辰

化為夜空的黑暗布匹。

一針一線皆是專注的祈禱。

在呼吸的溫柔中，

名為文字的陰謀，誕生。

當我唸一首詩

我的雙腳感到舒適。

——莎莉·阿特金斯（2005, p.15）

早期經驗

　　我對詩歌的體驗開始於我的童年早期，爸媽會把我抱在膝上，唸詩給我聽。我覺得舒適，感覺著文字的節奏與押韻，當時甚至不懂這些文字的意思。我還記得小時候學習並背誦簡單的詩歌。多年來的閱讀、書寫、背誦詩歌、對詩歌熟記於心並能夠大聲朗誦的練習，幫助我在面對生活挑戰時，保持活力。用心學習就是我把這些文字帶入我的身體、心和靈魂裡，使它們成為我的一部分，然後我用我的聲音與氣息分享給別人。用心學習、大聲朗讀我自己的及別人的詩歌，為我喚起神奇的一道咒語。

當你進入

當你進入
詩的魔力中
懷著好奇
和疑問
傾聽文字的
歌聲
用你祕密之耳
傾聽
你就能傾聽你聽不見的
聲音。

——莎莉·阿特金斯

九歲時，我開始在一本小紅皮的日記本裡寫詩。這是我最喜歡的阿姨送我的筆記本。筆記本放在一個小木盒裡，有個心型的鎖和一支小小的金色鑰匙。我本能地知道，這本日記是用來保存我心中祕密的地方；我心中的祕密會以詩的形式出現。現在，用詩寫日記幾乎是我的日常，它幫助我平衡身為教師與治療師的外向要求，以及我心靈深處的內向本質。

成為詩人

我在大學二年級時，渴望跟隨有名的北卡羅萊納州的詩人蘭德爾·賈雷爾（Randall Jarrell）學習。但是，他的課只開放給大四學生選修。那時候沒有網路註冊，學生直接排隊登記上課。我緊張地站在賈雷爾桌子前的隊伍裡。輪到我的時候，我看著他的眼睛，說了謊。我說我已經大四了。一直到真正上課時，他手中拿著點名單，才知道我撒了謊。大部分教授都會把我趕出去，但是他只是笑了笑，讓我留下。他說，如果我那麼想上這門課，甚至願意為此撒謊，我一定是真心渴望上課。他的課是我上過最重要的課之一。

有一天，在課堂上，賈雷爾正在討論他的朋友羅伯特·佛洛斯特（Robert Frost）的詩。上課上到一半，他開始讀一首黑暗但感人的詩。詩中是丈夫與妻子的對話；丈夫正在埋葬他們已經過世的孩子，妻子透過窗戶看著。賈雷爾讀的時候，受到佛洛斯特的文字感動而流淚。他停了一會兒，重新整理好自己，再度開始朗讀。很快地，他又哭起來。他無法繼續朗讀，讓大家下課。

我永遠不會忘記那天。我慢慢走過校園，消化剛才發生的事。文字的力量把我們帶入深刻的情感體驗，並以一種感動我們自己以及別人的方式，來賦予這體驗一個形式——我終生都在學習這一課。賈雷爾為我示範以詩歌來工作所需的細膩的敏銳度，我也學到詩人有時候或者是經常，打破規則。

十四歲時，我在美國全國性高中詩歌選集中發表了我的第

一首詩。現在我已經在許多書籍和期刊中發表過我的詩，但是我還是花了很長的時間，才敢自稱為詩人。身為教授與心理治療師，我很幸運能夠將我的詩歌結合教學以及文獻發表，例如《聲音：心理治療的藝術與科學》（*Voices: The Art and Science of Psychotherapy*）和《Poiesis 詩意的行動：藝術與溝通期刊》（*Poiesis: A Journal of the Arts and Communication*）。

詩歌與轉化

寫詩是一種煉金術。在個人層次上，我的詩歌有時為困難的情緒提供一個護持的空間（a holding space），同時也為驚奇與轉化提供了可能性。在下面這首詩中，展示了當壓到性的憤怒經驗對他人及自己的憐憫開放時，驚喜會出現，並讓我回到生命的核心問題。

瘋女人

我記得
那個下午
我聽見
電鋸。

森林裡

在我屋後
我看見屍體，
洋槐被堆高著

其他樹木飽受摧殘
因為他們的砍伐。
他們只帶走洋槐，
最堅硬的木材，

尤其適合
做成柵欄。
他們
全都帶走。

我聽見聲音，
兇殘的、淒厲的強暴。
我嚇到自己。
伐木工人停下。

純粹的憤怒，太遲了，
錯誤已經造成，
只是在做他們的工作

他們說著，然後很快離開了。

四根手指的老男人
提議重新種樹
為了這個誤會。
鐵杉，我說，
不是因為我要鐵杉，
是因為他們長得快，
他需要做些
贖罪的表示。

洋槐會回來
自己回來，但不會
在我的人生中
或在我孩子的人生裡回來。

我住在木屋裡，
我在冬天生火。
我怎麼補償？
告訴我，我該怎麼活著？

──莎莉‧阿特金斯（2005, pp.6-7）

• ◆ •

　這問題：我該怎麼活？身為人類，我們在現代世界中，該怎麼活著？這句話貫穿我的詩與人生。這個問題在以下的詩中表達得更清楚：

告訴我，她說

告訴我，她說：
你在述說什麼樣的故事？
什麼狂野歌曲透過你在歌唱著？

聽：
靜默間有音樂；
空白間有故事。

這是你正生活其中的歌。
這是你所在之地的故事。
包含著這些古老山脈的樣貌，
杜鵑花葉的翠綠。

正發生在你呼吸中，

在你心跳中
敲打著更深的節奏
在你響亮的文字下。

重要的是
今天早上你做了什麼
以及上週六夜晚
以及去年，
不是因為你很重要
而是因為你在其中
它還在變化，
我們都在這故事中。

聽：
靜默間有音樂；
空白間有故事。

注意：
我們正傾聽彼此的存在。

——莎莉·阿特金斯（2005, p.37）

引言

有許多方式過個有意義的人生——
詩是其中之一。

有些人能夠將哀傷打扮成美麗，在失落與拋棄中找到啟發，讓絕望的眼淚結出晶體。誰不想加入他們呢？人生苦短，我們要將人生過到最好。誰不想能夠說，是的，我創造了痕跡——如流星般發光。

——瑪戈・法契斯・尼爾

　　詩歌可以建構復原力、創造希望與信心，並作爲療癒、和解、解決問題、個人與專業發展的平台。本書兩位作者都是詩人及教師，擁有不同的文化和語言背景、來自世界不同的角落；他們一起合作，創作了具有詩意的文本，爲表達性藝術領域以及日常生活的滋養都提供了大家可以參考的資源。

本書目的

　　本書的目的是要呈現在感知互動表達性藝術工作的脈絡中，如何用詩工作以作爲強化復原力的方式。這是一個理論與實踐的專業領域，並整合使用任何或所有藝術形式來提升生活品質。我們在這個領域運用詩的思維與書寫，並涵括在此脈絡下，與詩或詩意的散文工作時所需的相關基本態度與作法。這是第一本專注感知互動表達性藝術工作中書寫詩歌的書。

　　在本書中，我們探索了詩歌——於書寫、閱讀、表演、傾聽詩歌時——如何在表達藝術中發揮作用、支持復原力並對靈魂的想像領域開放。我們希望啟發表達性藝術專業人員以及其他對作爲個人與專業成長方式的詩歌有興趣的人士，以運用詩意的思維和語言的力量來服務於生命、學習療癒與轉化。

　　這不是一本關於詩歌寫作技巧的書。已經有很多好書介紹寫詩技巧了。本書目的是喚醒、賦權並啟發每個人內心都有的、有創造性的詩意的能力。我們的目的是藉自己使用詩歌和其他藝術形態的實際經驗中，闡明理論，並將這些過程作爲探究的形式，來追尋我們作爲人類在這個時代的疑問。最重要的是，我們探索詩歌如何提供靈魂養分，並將我們與復原力、神奇、驚喜與創作的魔力連結起來。

　　在表達性藝術的詩中，我們強調詩歌是一種解放、救贖的力量，可以激起好奇與勇氣，說出我們的故事。我們相信詩歌的語

言能夠豐富我們日常生活的語言，允許矛盾、轉折和多元的意義
存在。為了強調詩歌是一種解放、救贖的力量，我們闡釋德國詩
人希爾德‧朵敏（Hilde Domin, 1999a）對於復原力的概念：**儘
管如此**（nevertheless）；她認為即使發生創傷、痛苦、困難，生
命仍將繼續。朵敏的作品為書寫、閱讀和分享詩歌如何可以協助
我們與互相衝突的想法和情緒和解、與我們身而為人的痛苦經驗
和解，添加了新的和意想不到的觀點。

詩學與詩的風格

本書中，我們使用「詩學」（poetics）一詞，特別指的是寫
詩的藝術。在哲學中，「詩學」往往指的是與詮釋學相對的文學
形式與論述；詮釋學專注於作品的意義。我們的興趣則是在於詩
的不同元素如何結合起來影響讀者或聽眾。這是詩歌的工作，也
是詩歌的工作方式。我們想要檢視，在表達性藝術工作中，詩歌
如何被創作出來，詩歌的特殊特質又如何對我們這些詩歌作者、
讀者、傾聽者造成影響。

本書從頭到尾都會融合學術散文與理論思想，以及詩的啟發
與發自於心（heart）的詩。我們刻意在詩意的思考與寫作，以及
英文散文寫作的傳統邏輯之間的張力中工作。我們用詩歌和詩意
的書寫來闡述我們的想法，特別是當概念在英文語言的線性中難

以解釋時。我們讓詩歌自己發聲，用適合詩歌的風格來探索表達性藝術裡的詩歌。在我們跨文化的詩歌寫作、批判性反思、實際經驗的融合中，出現了信任、好奇和愛的生活主題。我們這時代重要議題的想法也出現了，尤其是關於復原力與永續性的想法。

為了簡化寫作，我們使用的第三人稱會隔章輪流使用「他」和「她」。我們也會視狀況使用表達性藝術專業人士的不同頭銜，包括教師、治療教練、輔導、促進者、領導。當我們提到表達性藝術治療、訓練或輔導的對象時，會視情況稱之為個案、學生、作者或參與者。

在本書中，我們使用一般的專業詞彙「表達性藝術」（expressive arts）。但當我們提到表達性藝術的多元媒材和多元美學概念時，我們使用「感知互動表達性藝術」（intermodal expressive arts）這術語。

本書架構

在本書前半部，我們從對詩歌的一般想法轉到在感知互動表達性藝術中，詩歌的特定概念與詩歌工作的運用。在本書的後半部，我們將主題拓展到詩歌如何為我們的工作與生活提供希望與復原力。我們提議將詩歌視為一個新的學習方法，此方法尊重神祕、驚奇、美，以及最後回到詩的本質：將培養愛作為活在世上

的復原方式。

第一章　詩的方式

　　第一章談到詩是接觸和體驗世界的方式。首先，我們檢視詩與一般日常語言的不同。我們將指出詩有詩的邏輯與理解，因此我們不能把詩簡化爲詩意的結果。我們討論寫詩與讀詩是慈悲的行爲，兩者皆能創造門檻空間（threshhold space），在其中，轉化才有可能。我們提供詩歌的例子；這些詩歌是作爲慈悲的行動來到這，協助面對生命的挑戰。

第二章　感知互動表達性藝術工作裡的詩歌

　　第二章介紹感知互動表達性藝術與詩歌工作之間的主要概念。對於不熟悉瑞士歐洲研究院以及世界上的其他大學與訓練機構所使用的感知互動表達性藝術語言與思維的讀者，此章會特別有幫助。對於已經熟悉這些概念的讀者，此章進一步闡明這些概念與詩的關係，有助讀者獲得更深的洞見。我們在此章提供了感知互動表達性藝術專業領域中，詩歌與詩學的視角景觀。我們在專業的脈絡中，爲重要概念下了定義，包括美、**結晶化**、**低技術／高敏感度**（low skill/high sensibility）、**透過創作來了解**（poiesis）、**臨在**與**過程**。在專業架構的單次會談結構之中，我們強調了**遠離中心**（decentering）的概念，包括**注入**（filling in）、**美學分析、美學責任、第三者**與**收穫的階段**。

第三章　表達性藝術中的書寫、閱讀與分享詩

第三章提供實際建議，展示如何在課堂上、團體中、團隊裡以及個案身上，透過體現的方式使用詩。在表達性藝術工作中運用詩不只是寫詩，也是讀詩、演出、傾聽，以及對詩作出回應。我們在此章裡，將探索在表達性藝術工作中以及在生活中，如何實際地運用詩。我們將強調表達性藝術專業人士態度、訓練與經驗的重要性。我們為尋找並把玩文字、形塑詩、分享詩並對詩作出回應提出建議。我們分享自己寫的詩以及我們在臨床、督導與教學經驗中獲得的專業經驗，示範在會談中使用的結構。

第四章　「儘管如此……」概念：詩歌與復原力

第四章回顧了著名德國詩人希爾德‧朵敏（Hilde Domin, 1909-2006）她與感知互動表達性藝術中詩歌工作產生共鳴的想法。我們在此章呈現了詩歌作為復原的力量，並強調朵敏的詩學是本書的主要靈感來源。朵敏的方法解釋了詩歌拯救、和解與解放的特質可以強化復原力，尤其是從流放造成的創傷中復原。我們述說了朵敏在詩以及在人生中，關於信任、語言、矛盾與復原力的重要性的想法，並與表達性藝術工作中的「遠離中心」實踐做了連結。她的哲學是基於她的概念：**儘管如此**（nevertherless, 1999a），意指人生中雖然面臨艱困的情況，我們仍然能夠生存下來。人生會繼續。

第五章　詩歌與學習的目的論

　　第五章提供了詩的實踐本質上是未來取向的學習，其專注於獲得技巧與知識，以掌握無法預知的未來。詩人一旦開始寫，紙上最初的幾個字會呼喚更多的文字，成為一首朝著未來的詩、在最初並不知道的詩。如此一來，詩意的學習需要創造力，並遇到它者（otherness）、遇到陌生和嶄新事物。這種對詩開展過程的信任，擁抱了驚喜、神祕、驚奇，以及美的體驗。我們認為，詩提供了我們一個不同的學習與思考方式，可以形成一種藝術取向的研究形式。

第六章　表達性藝術的詩歌作為具復原力的生活方式

　　第六章回顧了詩歌如何豐富語言，並指出詩歌在表達性藝術工作的前提。在這篇總論中，我們簡單回顧並討論了書寫本書時出現的幾個主要概念。我們從對表達性藝術詩歌作為豐富語言的理解開始，然後進一步闡述了表達性藝術中詩歌的主要前提，包括解放、儘管如此、範例、拯救，以及勇氣的前提。我們探索詩的煉金術，討論在「儘管如此」的時刻，詩歌如何成為培育愛的園地。

第 1 章

詩的方式

The Way of Poetry

本章中，我們將探討詩如何作為體驗世界和體驗自己的方法。我們首先看一下詩的語言和口語有何差異。詩有它自己詩的邏輯與理解。我們不能把詩簡化為詩意的結果。寫詩、讀詩是復原力的行動，並創造出門檻的空間，在其中轉化是可能的。我們提供詩的範例，讓大家看到詩如何出於慈悲而浮現，以協助我們面對生命中的挑戰。

詩是最古老的藝術形態之一。人類有史以來，世上所有的人都會藉著歌謠、吟唱與意象述說故事及神話（Dissanayake, 2002, 2012）。詩就像所有藝術，始於感官：視覺、感覺、聽覺、嗅覺與觸覺，觸及了人類與世上一切的關係。詩歌、歌曲和故事提供了以聲音和文字來命名的能力，從而尋求理解我們人類與生活的世界、與大地和宇宙、與動物和植物以及與彼此之間的關係。

詩

我不寫詩，
我寫小小的奇蹟。

淘氣的小小奇蹟——
嚇走山岳或平靜海洋的那種奇蹟。

你正尋著

並將在我身上覓得的那種奇蹟。

——湯瑪斯・雷恩・克羅（Thomas Rain Crowe）

・◆・

詩的語言

一首詩是一群經過精挑細選的字，濃縮成為行與節、注重聲音與節奏。這種書寫需要有技巧的工作與耐性，詩人要耐在詩裡面，直到完成。同時，詩的出現也是慈悲的行動。最早的詩從口說傳統開始，因此，聲音與節奏一直都是詩的重要元素（McKim 2018，個人通訊）。書寫詩也有重要的視覺元素；字詞在頁面上的排列、字詞四周的空白、字詞間的空白，都傳達了意義。

大多數情況下，詩大量使用隱喻，即用另一件事來描述一件事物。詩不僅僅是文字而已。美國詩人瑪麗・奧利弗（Mary Oliver, 1994）用隱喻來描述詩：「因為詩畢竟不是文字，而是冷天裡的火、遞給迷失者的繩索，就像飢餓的人口袋裡的麵包一樣。」（p.122）奧利弗指出了詩超越文字的能力，可以連結內在與外在世界、連結個人與宇宙，並提供安慰、創造轉化的可能性。

詩是語言最為複雜的運用方式。詩人兼教授格雷戈里・歐爾（Gregory Orr, 2018）認為，寫詩運用的語言種類有四種：命名、

唱誦、說和想像。他描述了在詩中是如何運用這四種語言。

命名（Naming）是指用字詞指涉世上的事物或行為，以及心理、情緒經驗，例如痛苦與喜悅。

唱誦（Singing）是指字詞的聲音。當文字放在一起時，會產生一連串的聲音，形成節奏與韻律。歐爾以「唱誦」一詞為喻，描述語言如何運用聲音與靜默形成節奏與韻律的模式，以表達慈悲經驗的品質，也就是「呼吸著祈禱的嘎嘎聲，用心跳敲打的鼓」（Atkins 2005, p.34）。

述說（Saying）是指語言對經驗、洞見與想法陳述的能力。詩可以述說，具有說服力和威權性，例如：你昨晚做了什麼，很重要（Atkins 2005, p.37）。

想像（Imagining）是指從記憶與想像中喚起意象的語言能力；透過隱喻與比喻，用一件事物表達另一件事物。意料外的比較可能特別強烈。

語言屬於人類，讓我們與其他生物有所分別。我們人類是唯一會「說話」的物種。我們用語言許願、求情、命令、安撫自己、發表聲明。同樣的，這些功能也可以指引我們寫詩。我們可以寫懇求的詩、許願的詩、表達渴望的詩、創造現實的詩，或是描述的散文詩。

根據史蒂芬・萊文（Stephen Levine, 1997）的說法，詩意的語言特別有力，因為詩能夠壓縮和提煉經驗，並使用隱喻來捕捉情緒或經驗的本質。詩，以其創新的文字運用方式，與一般語言

相較是一種生動活潑的語言。正如溫德爾·貝瑞（Wendell Berry, 1983）指出，一般語言往往被削弱或毫無意義。當我們過度努力解讀一首詩的時候，我們可能失去詩象徵的與音樂性的語言。詩人在這世界有個重要的任務，特別是在黑暗的時刻；詩人協助我們「再一次看到真實世界光明的可能性」（Heidegger 1975, p.xv）一個向我們展現它自身的世界。

詩意的理解

理解（knowing）有很多種。一種方法是詩歌的方式，它作為一種慈悲的行動發生在我們身上。詩是一種實驗，讓我們開始追尋、試圖理解，而且我們必須放下我們自以為知道的一切。這可能就像在閱讀神諭。在詩中，我們矛盾地同時完成追尋者和先知者的任務。當我們寫詩，我們在詩中創造了新的想法，從中學習。我們不僅僅是寫下我們已知的；我們試圖形塑我們未知的、令我們疑惑的，以及我們的熱情所在的。這熱情有兩層意義——充滿熱情的和受苦的。詩意的理解也是體現的理解。我們可以打從心底、打從骨子裡感覺到真實。我們在我們的移動、呼吸、血液與心跳中，感覺到詩的節奏。

詩人兼教授卡爾·勒勾（Carl Leggo, 2008）將詩視為理解世界、在世上存在與成為（become）的方法。他指出，情緒和想

像一直都是人類理解力的一部分。他說：「詩邀請我們做語言實驗、去創造、理解並以創意和想像的方式參與經驗。」（p.165）勒勾提醒我們，詩創造文本空間，邀請我們傾聽。這個空間讓我們得以接近神祕與神奇的事物。詩邀請連結、情緒互動、心智與美學的回應，並結合了身心與想像。他說，在詩中，我們用文字創造世界。

詩讓我們用不同的、新的方式思考。我們學著以隱喻的方式思考。意象讓我們看見思緒在我們的內在之眼中，立即且整體地出現。這和邏輯的、抽象文字的線性本質不同。在表達性藝術的詩歌工作中，我們鼓勵和激發一種創新思維，這思維是體現及奠基在好奇心中、從對失敗的恐懼擺脫出來、超越對錯，並且多方面的，和日常語言中充滿批判的本質不同。詩意的理解是內在的看見，既具體又超越、超越了語言，同時又由語言所創造。

我們為詩服務
學習違背我們的偏見與僵硬思維，
學習張開手，迎接魔法之鳥到來。

——瑪戈·法契斯·尼爾

得獎詩人兼文學評論家簡·赫斯費爾（Jane Hirshfield, 2015）

談到詩作為一種理解的方式時，說道：「詩作不只是紀錄內在或外在的感覺與觀點，而是藉由文字與音樂形成感知時，產生新的可能性。」（p.3）她指出，詩創造出其他方法無法發掘的理解，詩或任何藝術作品的目標都是拓展理解。古希臘的「詩歌」（poiesis）一詞指的就是經由製造或創作來理解。這也是表達性藝術工作的基本概念（Levine 1997, 2005）。赫絲斯爾（2015）說：「詩以混合、不受約束的感知模式所發展的語言來說話；其文法與質地上，首先指導作者，然後讀者如何經由詩的品味與措辭去看、聽、感覺。」（p.11）她進一步指出：「詩帶來的禮物就是，詩的看見不是我們一般的看見，聽也不是我們一般的聽見，理解不是我們一般的理解，意志不是我們一般的意志」。（p.12）詩渴望的不只是表達已知事物，而是轉化改變它所碰觸到的一切。

詩的邏輯

有時候，詩被認為是沒有邏輯的，是純粹的情感。詩的存在超越了我們理性邏輯思考的侷限。詩有詩的邏輯，不是由日常邏輯引導，而是由感官的刺激與對這能量臣服所帶來的喜悅所引導。每個字都需要下個字才能成立；就像一張緊密的網，將一首詩緊緊聯繫在一起。詩並不試圖說服人，詩有說服性。詩關乎懂或不懂。詩意有時候很難掌握，然而，能隱藏的就可揭露。我們

需要學習傾聽，並作出回應。

詩

訴說而不解釋，

縱橫交錯那有形之物，

讓我們的心智與感官

在這裡，亦在那裡，

並鼓勵我們給

不可思議一個機會。

——瑪戈‧法契斯‧尼爾

　　詩不爭辯。詩顯示連結——事物如何彼此碰觸——而不是
做出區隔或結論。在詩中，矛盾與悖論彼此有關。詩是奇蹟的現
實。「詩的邏輯實現。讓光現身！而它將會是光，就像你手中的
溫暖。詩的邏輯不是觀察，而是擁抱。詩的勝利是罕見的開放時
刻，當你無語地與存在融合時……」（La Cour 1953, p.47，法契
斯‧尼爾翻譯）

　　邏輯有轉化的力量。我們放下自己的慾望與思考，讓詩超乎
尋常的邏輯進入作者、讀者和傾聽者的腦海和心裡。詩的邏輯不
是由日常的邏輯所引導，而是受到感官的刺激；這種感官是透過
因臣服於躍上白紙的事物所帶來的驚喜和喜悅所帶領。每個字邀
請下個字出現。寫詩的過程本身就帶來滿足，而不是那麼倚賴最

終的收穫或對結果的努力。

敢

讓你的心自由奔馳，
讓文字任性衝出，
在語言的草原上到處啃食——
想像將從模糊的思緒中出現，
變得明亮、清楚、散播
正如風中的水柱。

每天都可能是最後一天，
明天會不同
對於每個今天來說。

——瑪戈‧法契斯‧尼爾

詩作為門檻之地

　　雷戈里‧歐爾（2002）認爲詩是門檻之地（threshold places）。
歐爾認爲，在門檻空間裡，我們最能夠改變我們對世界、對自己
人生的理解。在這門檻的空間裡，時間會暫停、改變會發生，語
言、想像與情緒的能量受到強化。這裡，是邊緣、是時間暫停時

刻、是神祕與慈悲之地。瑪麗‧奧利弗（1994）強調，在詩的開展中（unfolding）保持這不確定的空間，我們需要「消極感受力」（negative capability）[1]。這是詩人約翰‧濟慈（John Keats）原創的詞彙（1899, p.277）。

人類學家維克多‧特納（Victor Turner, 1995）強調門檻之地作為一個閾限空間（liminal space）的重要性；它是一種存在狀態和另一種存在狀態之間轉化的暫停時間、是社會及文化儀式中創造的過度場域，例如入會儀式或結婚儀式。在此空間存在著能量與活力，也存在著危險。要進入詩的門檻之地，需要開放與勇氣才能願意接觸未知，並接受它作為慈悲的行動。

當我們說話

我們站在
寬廣湖泊的邊緣

水面映著
成蔭綠樹
和清澈
藍天

我們的語言

圓潤而緩慢地

迴響

至遙遠的地平線

進入黑暗之處

岩石底下

魚在那裡

休息

我們不再

知道

皮膚的盡頭

和天空的起點。

——莎莉‧阿特金斯（2010, p.51）

1　譯註：消極感受力（negative capability）指一個人有能力應對不確定、神祕、懷
　　疑，且不急於追求事實與理性。

寫詩、讀詩是慈悲的行為

　　詩不只是詩意的工藝產物，它們是慈悲的行動、是對我們的祝福，可以建構復原力，使我們的生活充滿感恩之情。這些祝福可以在沒有宗教的聯繫下而發生（Bassler 2008）。對我們而言，慈悲的概念涉及到人類寬恕及善良、仁慈、尊重、慷慨的能力。詩，以它的宏觀與想像，可以成為這些能力的動機與起點。

　　詩歌的練習讓我們放慢腳步、讓呼吸與靜默得以在我們日常的喋喋不休中發生。紙上的文字說著生活經驗的故事、關於重要的事、關於我們作為人類的我們是誰。詩可以直抵我們的意識和我們的心。詩無需對誰指名道姓就辦得到。當有人過世，或是有人過生日的時候，詩都可以為我們提供語言。我們可以根據自己的喜好，打開或闔起一本詩集。我們可能會感到孤單，但是只要身邊有一本詩集，我們就可以獨處而不感到寂寞。詩對我們說話；詩不會具體地告訴我們要思考什麼，而是啟發我們去思考。

　　廣受尊敬的詩人、學者與文學評論家愛德華・赫希（Edward Hirsch 1999）在他寫的暢銷書《如何讀詩歌和愛上詩歌》（*How to Read a Poem and Fall in Love with Poetry*）裡寫道，詩是什麼？詩為何重要？詩可以如何打開想像力、提供深刻感人的旅程，深入存有的核心？他展示了閱讀詩可以如何成為喜樂與安慰的泉源，同時也開啟了改變的可能。赫希說：「讀詩是一趟邁向新生的冒險、一種創意行動、永恆的開端、奇蹟的重生。」（p.2）

赫希提倡「參與式詩學」（participatory poetics），指出讀任何種類的詩是互惠與合作的行動、是與紙上的文字相互參與的相遇。他建議我們讓詩的節奏透過我們的身體流動。對於詩，他這麼說：「我讓詩的心跳流經我，就像一種嵌入在感性聲音的具體體驗。」（p.5）詩歌的這種感官體驗需要一種足以體現經驗的反思。對這現象最接近的理解就是尊重詩屬於慈悲的國度。

詩與復原力

　　以詩工作可以建立面對日常生活需要的復原力。詩提供我們暫時在紙上點燃的自由，從陷於思維與情緒的束縛中解放出來。當我們寫詩，我們可以獨處而不感到寂寞。紙張和逐漸出現的詩歌都在與作者對話。我們與文字的世界處於覺知的連結之中。詩可以成為對抗不斷加速腳步的時間：我們會忘記時間。一字字地我們慢下來、邂逅自己，傾聽我們自己心裡的歌、等待更多的經由我們而到來。寫詩與讀詩可以是沉思練習的方式，甚至可以每天進行。詩歌為痛苦的經驗提供安慰，以及為療癒與轉化提供可能性。寫詩帶來的安靜的影響，可以改變情緒，也給我們平靜地面對日常生活和挑戰的機會。這個賦權的過程讓我們得以積極面對任務。

詩作為冥想練習

對於寫詩、讀詩的我們，最重要的學習就是培養安靜、深刻傾聽四周的世界的能力，展開心扉迎接即將來的。詩人簡·赫斯費爾德（Jane Hirshfield 2015）認為，寫詩就像交流，是種冥想的實踐。詩就像任何的冥想練習一樣，提供機會，讓我們「感知平凡中的不凡；不是改變世界，而是改變看世界的眼睛。」（p.12）

當我們說「寫詩」，實際上我們是在說一種冥想的行為、對感官線索的冥想，亦是一種觀看、想像，以及眼睛的閉上和睜開。

你將自己帶到一個特別的地方，你的「寫作細胞」；你致力於這被名為書寫的服務。

——瑪戈·法契斯·尼爾

近年來，正念練習越來越流行，其往往與減壓、瑜珈或冥想練習有關（Kabat-Zinn 2005, Shapiro & Carlson 2009）。這些練習的目標是提升我們更為專注、更為寧靜的能力。我們的生活充斥

著來自電子設備、工作與家庭需求、壅塞的高速公路和消費廣告等各種刺激的轟炸。我們花很多時間匆忙完成日常生活的各種任務，往往同時多工處理：烹飪時，一手攪拌鍋裡的食材，另一手拿著手機，或是一面看電視新聞、一面照顧哭泣的嬰兒。這種時候，許多人用正念練習抗壓。寫詩就是這樣的實踐。

正念也有另一面：脫離我們的理性思維，放下過度控制我們的人生，允許自己有情緒、愉悅與狂喜的時刻。在表達性藝術的領域中，我們在詩歌的語境下，著眼正念和「放下念頭」（mindlessness）的概念。我們感到興趣的是，在詩的創作中，正念是內在固有的，甚至是存在的元素。寫詩或讀詩的過程將我們帶到當下，對未來的擔憂或對過去的懊惱都會消失。時時刻刻的書寫或閱讀都需要全神貫注。我們也可以問：要怎麼做才能懷著覺知失去心智？我們要如何藉由失去心智，來保持心智清醒呢？

不要緊（Never Mind）

正念和「全心投入」（full mind）無關。相反的，為了達到正念，你必須先拋開心智。不是完全丟掉，而是鬆動，讓心智從日常生活的思考循環（從小小擔憂到沉重的哀傷）中解放出來。在獲得正念的過程中，你先「失去它」。在書寫探索時，你會關注並為逐漸浮現的詩的心智服務。詩開始用奇怪的方式對你說話。它先對你說話。你好奇且平靜地跟隨它不尋常的聲音、意象與節奏。當你犧牲了日常的心智

時，你會被詩所揭露與隱藏的心智間的互動所吸引。

你的存在、虛構與過去的圖象彼此交錯，攔截到永恆的遺忘時刻。你的心智在徘徊和疑惑著。另一方面，對有意義結果的思考，在提出朝前想法的意願和放下間的相互作用中主動暫停。

————瑪戈・法契斯・尼爾

詩作為日常練習

有些人會養成讀詩或寫詩的日常練習。瑪麗安・亞當斯（Marianne Adams）教授指出，日常練習是一生的工作。我們將日常練習定義為有練習的日子比沒有練習的日子更多。

日常練習

我們從來沒弄對

這是一生工作

這和

自在地獨處有關

榮耀我們內在的生命

在更遼闊的世界中尋得我們的棲所。

——瑪莉安・亞當斯（2003, p. 29）

很多詩人都認為經常寫詩的習慣極有幫助。瑪戈・法契斯・尼爾寫的《敬每一天：詩與詩學》（*To Day: Poems and Poetics,* Fuchs Knill 2004）與〈從一天到一天〉（From Day to Day, Fuchs Knill 2010, p. 1）就是日常練習的例子。

每個甦醒的日子

闖入

夜晚的

寂靜，

鬆開我們的舌

並餵養我們

別無其他就是一匙

綠色希望。

——瑪戈・法契斯・尼爾（2010, p.5）

書寫詩歌的日常練習往往帶來驚喜和新的學習。一位表達性藝術研究生為了一堂寫作課的作業每天書寫後，驚訝地發現每天

新生的深刻覺察，並寫了以下這首詩：

我的末日，早安！

眼睛睜開，
聲音在樓上四處竄動

今天和往常一樣，
我在洞穴醒來
確信自己
從我沉睡的
柔軟的被單解脫出來
將是我的末日。

我動不了
除了四處翻身
尋找枕頭上涼爽的一面
偶爾我的貓拍打著
牠堅持舔著紙
以最不尋常的聲音。

所以我躺著，盯著黑暗的天花板

就像電影螢幕，

這是眼前的日子，

或許是身後的夢。

直到我肚子開始咕咕作響

我才爬起來

冒一切的險

伸手抓住我破舊的橙色杯子

裝滿最濃厚的咖啡……

你知道，生命自身的黑暗鏡子

喚醒、移動、翻身、冒險

可以承受的，就像深呼吸

坐在你最愛的毯子下涼爽空氣中

太陽升起在

慢慢著火的葉子上。

早安

我的末日。

和初識新人的開始。

——卡洛琳・丹尼爾（Caroline Daniel）

詩與哀悼

對於護持（holding）與紀念艱難的人生經驗，書寫已被證實為有效的方法（Lepore & Smyth 2002）。在治療哀傷的工作中，詩歌特別有價值（Thompson & Neimeyer 2014）。在面對失去與痛苦時，詩歌可以提供深刻的安慰；簡單的詩意表達可以協助我們在面對哀傷與失去時，重申自己內在與外在的資源。在一個充滿關懷和同情的守密團體裡，書寫悲傷的詩尤其有效（Atkins 2014b）。

一位年輕、美麗又優秀的女性死於乳癌，以下的詩就是寫來紀念和哀悼她的。這首詩是為了榮耀這位女性與她的母親。在她生病的期間，她的母親照顧她，也照顧女兒的孩子們。她的母親說到，在女兒生命的最後階段，她做了她能做到的、小小的事情——按摩女兒的腳、在餐盤上放一朵花、放音樂——為了安慰自己，她晚上走出門仰頭看著星星。這首詩成為追思會儀式的一部分，以紀念她女兒的一生。

上次我見到她

她一身暗藍
尊貴的長袍
和頭巾

啜飲著茶

在餐桌

的一頭

她的眼睛閃閃發光

像星星一樣。

一抹微笑

在她臉上

像位親密

朋友。

現在

在漸深

向晚的

藍色中

我等待

那最初的

明亮的星星

那一直

一直

閃爍著的。

——莎莉·阿特金斯

詩歌與療癒

多年來，詩歌治療廣泛地被公認爲有價值的治療方法。醫生、臨床治療師與精神科醫師成立了全國詩歌治療協會（National Association of Poetry Therapy, NAPT），承認詩歌是「藥物」，而華府的聖伊莉莎白醫院（St. Elizabeth Hospital）卽爲贊成此立場的單位。詩歌治療的領導者佩姬·歐斯納·海勒（Peggy Osna Heller）爲協會設計了飛馬標誌。該標誌代表詩歌乘著象徵了文字自由的飛馬，展現自由與翅膀的力量。協會制定了詩歌治療師的資格標準，出版了《詩歌治療期刊》（*Journal of Poetry Therapy*）。詩人兼臨床治療師的尼古拉斯·馬扎（Nicholas Mazza）教授擔任期刊總編輯。他和其他人做了許多研究，也寫下許多關於詩歌治療中，隱喻、意象與語言療癒價值的文獻（Mazza 2003; Chavis 2011）。詩人兼作家強·福克斯（Jon Fox 1995, 1997）認爲詩是天然的療癒藥物，向我們揭露我們已知而未覺察到的。他強調我們的人生需要寫詩歌，以連結內心的深處。自然界、一首歌、微笑和眼淚帶來的安撫，都可以透過詩歌重新被記起和再次獲得。

打開門

傾聽。

等待。

你心中的哀傷

將會被歌聲圍繞。

靜默將化為喜悅。

在你所有渴望

中，

一抹甜美微笑

會讓你的臉

掛滿淚水。

——史蒂芬‧萊文（Stephen K. Levine, 2007, p.13）

　　以面對哀傷和困難而開始的寫作，可以出乎意料地讓我們回到當下的感官現實中，找到慰藉之處。

有時

有時

事情就是這樣。

我們忘記我們知道的

一次又一次，
我們只記得片段
它們令人難受。

疲憊是一種存在
黑暗而熟悉
徹骨若冰
掩蔽了更深的水流
在凍結的
河流表面下。

一次又一次
我們記得
我們曾犯的
所有錯誤
及我們對未來的
每份恐懼。

然後我們被召喚去聆聽讚美
那凋零花朵的歌唱，
走在落葉中
在仍然濕潤的森林小徑上

帶著晨露，去站
在樹的面前。

再次慶祝小儀式
日常生活的，咖啡的香氣
在溫暖雙手的藍色杯子中，
放下此刻
或放下餘生
這匆忙的生活方式。

——莎莉‧阿特金斯（2010, p. 50）

詩作為輔導或治療

　　在專業會談中，如果個案尚未找到合適的話語，那麼分享一
首詩歌則可以提供文字以表達需求。經由詩的重新架構以及不尋
常的文字形式，詩可以提供意料之外的洞見。

K是一位四十多位的專業男性。他有自我批判的傾向，如果
事情沒有做到百分之百，他就會覺得自己成就不足。他需要
一切都整齊完美。沒有人能夠完美，而他的完美主義不斷地
讓他覺得自己很失敗。有一天，他的輔導員帶了一首詩，談
到不完美是種自由的特質：

讓我們做自己

讓我們作自己：獨特而不完美。
像野生植物，茂盛叢生的小草
一無是處又不可或缺
從完美解脫。

——瑪戈 ・法契斯 ・尼爾 （2010, p.27）

詩歌提供了一個空間，某種程度握持我們的經驗，讓我們可
以從遠處觀看。

一位曾經受到殘忍虐待與強暴的女性個案來做諮商，試著處
理這個讓她在夢中和日常生活中擺脫不掉的恐怖經驗。她發
現，對她最有幫助的不是談論這個經驗，而是用詩的形式寫
出來。她說，透過書寫，她能夠面對發生過的事，同時也能
往後退一步，不讓該事件定義她是誰。

結論

　　本章中，我們探索了以詩歌體驗世界和自我的方式。一開始，我們看詩的語言和一般的語言有何不同，且詩有詩的邏輯以及理解方式。我們討論了寫詩和讀詩是充滿復原力的慈悲行動、神祕的禮物，也是轉化的力量，兩者皆創造出門檻空間，帶出轉化的可能性。最後，我們提出一些詩歌的例子；這些詩歌作為仁慈的行動來到這裡，協助解決具有挑戰性的經驗與日常生活。

第 2 章

工作裡的詩歌
感知互動表達性藝術

Poetry in Intermodal
Expressive Arts Work

本章中，我們在感知互動表達性藝術工作的專業領域中，提供詩歌與詩學的透視景觀。我們特別專注於感知互動式的理論，並為重要概念下定義，包括美（beauty）、結晶化（crystallization）、低技巧／高敏銳度（low skill/ high sensitivity）、經由創作來理解（poiesis）、臨在（presence）與過程（process）。在專業會談的結構中，我們強調遠離中心化的概念，以及注入（filling in）、美學分析（aesthetic analysis）、美學責任（aesthetic responsibility）、第三者（the third）與收穫的各個階段。我們會探索在藝術遠離中心化過程中發生的改變。

感知互動表達性藝術

　　自古以來，人類便整合運用各種藝術型態（包括音樂、舞蹈、戲劇、文字，以及其他創意形式）進行療癒、服務社群，（Dissanayake 2002, 2012）。從一九七〇年代開始，感知互動表達性藝術治療成為一個專業領域，其最初稱為感知互動表達性治療（intermodal expressive therapy），由在麻薩諸塞州劍橋（Cambridge）萊斯利大學（Lesley University）保羅‧尼爾（Paolo Knill）和他的同事所發展；尚恩‧麥克尼夫（Shaun McNiff）則在那裡建立了藝術與人類發展學院（Knill, Barba & Fuchs 2004；McNiff 2009）。感知互動表達性藝術的實踐是基於這樣的觀察，亦即

每種藝術學科包括詩在內，都包含在其它學科之中。沒有聲音（音樂）就沒有詩歌。詩不僅用語言來說話，也以動作（運動）、隱喻（意象）與動作（戲劇）來說。感知互動表達性藝術是基於尼爾的多元美學（polyaesthetics）概念，強調在所有的藝術形式中，各種感官彼此相關。藝術與想像都是感知互動的，都用到多種感官（Knill et al. 2004）。「表達性」一詞有些誤導，因為它把表達性藝術的面向，也就是具體化與溝通交流的經驗放在首位。感知互動式表達性藝術工作中，藝術的接收與形塑其實同樣重要（Eberhart & Atkins 2014）。

感知互動式表達性藝術工作不僅可運用在治療性的改變，也可被運用在組織機構或社會中更廣泛的改變（Levine & Levine 2011）。過去二十年，助人專業中的表達性藝術工作已拓展延伸並超越原來的治療領域，進入諮商、輔導、督導、教育、護理照顧、社會工作、危機干預、和平建構、團隊共識、組織發展上的專業實踐上。在這些專業場域中，我們已經看到整合式藝術取向方法可以促進永續性的正向改變。許多表達性藝術專家也和逃離暴力與戰爭的難民工作。目前，世界各地的災難現場不論是失去家園、遭遇創傷、貧困的地方都有表達性藝術專家在工作，包括索馬利亞、印度、阿富汗、祕魯、菲律賓、土耳其、尼泊爾，以及加拿大的原住民族。

為何要感知互動表達性藝術

　　這是個存在主義的提問，我們不斷問自己這個問題；我們想要從實踐中學習。表達性藝術屬於我們所有人。我們需要我們所屬的社群可以企及的方法。我們的社群有時健康、有時還過得去、有時則需要幫忙。每個人都有權接近藝術，藝術是我們日常的靈魂糧食。

1. 表達性藝術是慶祝生活的一種方式

　　人類不是機器或電腦，活著不只是發揮功能而已。我們需要停頓一下、以慶祝活動來紀念我們的生活，例如生日或婚禮。有時爲生活而工作，有時慶祝生命、慶祝我們還活著的事實。我們透過跳舞、讀詩、唱歌、玩音樂或在劇場表演來實踐。

2. 表達性藝術帶來人生意義

　　我們希望生命有意義。我們想要給自己的存在某種目的，即使那個目的是「沒有目的」。我爲何活在世上？爲了什麼？爲什麼我的命運如此，而不是別的？詩歌特別可以協助我們找到答案——暫時的答案，滿足我們給自己生命意義的需要。

3. 表達性藝術讓我們得以應對疾病、復原與困難

　　當我們參與表達性藝術，我們會有創意地將注意力從「事

情就這麼發生在我身上」的受害者角度移開。我們賦權自己去塑造、在藝術上變得主動積極。表達性藝術是一位夥伴，讓我們脫離孤立，給我們新的視野。

4. 表達性藝術增進生活品質

　　無論我們直接參與形塑或接收，表達性藝術都可以豐富我們的人生，增加深度。詩可以刺激我們的思維、音樂可以提振我們的精神、舞蹈可以帶來自由的感覺、劇場讓我們可以用嚴肅的方式玩耍。表達性藝術可以把我們推出舒適圈，打開自我的侷限。我們帶著一種煥然一新的感覺回到日常生活中。

表達性藝術的概念

　　這裡我們將詩置於表達性藝術的領域中，簡短回顧一些基本概念，以理解如何用詩歌進行表達性藝術工作。這些概念包括美、結晶化、低技巧／高敏銳度、經由創作來理解（poiesis）、臨在與過程。

美

　　在表達性藝術領域，我們認為美會吸引我們、喚醒我們、使我們充滿活力。美，是靈魂的滋養（Knill 1999, 2005; Knill et al. 2004）。這種美不見得是一般認為的美麗，而是能夠強化我們對經驗的感官覺察。做為人類，我們有**美學的責任**，這是一種回應和關注世界之美的道德召喚（Knill et al. 2004）。美學（aesthetic）一詞源自希臘文的aisthetikos，指的是「與感官有關」。其反義詞是anethetic（麻醉），指的是麻木或無感。美（beauty）的字源則是拉丁文的 bellus 與 beatus，也將美與祝福和善聯繫起來（Atkins & Snyder 2018）。美感往往來自驚喜、意料之外的祝福。詩歌以不尋常但是有節奏的措辭，強化了我們對美的感知。詩可以揭露我們渴望的生活之美，提升我們對維護與照顧我們擁有事物的敏銳度。

結晶化

在感知互動表達性藝術中，尼爾與其他人（2004）一起發展出結晶化的概念，指的是人類朝向對思考與感受越來越清晰和精確的基本需求。藝術創作的行為可以促進結晶化，尤其以詩中的文字進行工作特別有利於結晶化。

低技巧／高敏銳度

在表達性藝術工作中，低技巧／高敏銳度（Knill et al. 2004）是很重要的原則。低技巧／高敏銳度是一種讓一般人也能夠進行藝術創作的方法。不是使用技術上的高標準，我們的目標是用低範圍的技能，同時對即要形塑的材料具有高敏銳度，以便獲得成

就感與滿足感。這原則提出藝術創作任務即使沒有高層次的技巧，也能完成，然而該原則應同時足夠複雜且具備敏銳度，始能提供挑戰和豐富性（Eberhart & Atkins 2014）。運用詩工作時，我們必須注意文字的素材：聲音、節奏、音節、母音與子音。

經由創作來理解（Poiesis）

希臘對於創作的概念是「經由創造而理解」，這是表達性藝術工作的基礎概念。在表達性藝術中，創作被視為塑造及被世界塑造的相互歷程（Levine 1997, 2005, 2019）。當我們練習創意地參與由世界、藝術和生活所賦予我們的，我們便創造了我們的人生及我們對世界的理解。特別是當我們在做詩的工作時，我們透過命名和被命名實際參與了互相的形塑。我們用文字形成一些事物；透過文字，我們處於不斷改變的現實過程中。詩人參與創造，同時自己也是被創造的創造者。

臨在

臨在是所有涉及人際關係的助人職業的基本概念。在表達性藝術中，我們強調臨在既是個人處世的方式，也是和他人以及和世界相遇時的過程（Atkins 2014a）。和詩歌工作會牽涉到相當大的脆弱，因此，專業人員的技巧和態度，例如敏銳的傾聽、欣賞似的好奇心，以及多層次的察覺，都是相遇時非常重要的條件。

過程

在表達性藝術工作中，我們強調要信任進行中的藝術過程
（McNiff 1998b）。藝術創作的過程取向方式牽涉到專注於藝術
創作經驗中正在發生的事情、此刻的人際關係，並且信任任何到
來的。這個概念的基礎是基於過程的現實觀；在這現實觀中，世
界被視為系統，並且是彼此互相連結的過程所形成的系統，而不
是物體的集合（Eberhart 2014）。這個觀點並不以任何方式排除
藝術作品，如繪畫、樂曲、舞蹈或詩的重要性，而是將關注作品
的意義，轉移到當我們與它邂逅時，它對我們做了什麼。我們不
分析詩的意義，而是專注於體驗與分享我們對它的反應。

會談的結構

專業會談中的表達性藝術工作基礎就是會談結構的概念
（Eberhart & Knill 2010）。這是指表達性藝術的專業診所、輔導、
教育會談的結構。結構中的元素可以單獨使用。會談過程的結構
可以讓專業人員與個案、學生或團隊有可參考的框架。

會談的結構有三個階段：
（1）注入、（2）遠離中心和美學分析、（3）收穫。注：在
《表達性藝術工作的臨在與過程》一書的附錄A中，詳細提供

了專業輔導會談的遠離中心的例子（Eberhart & Atkins 2014, pp. 137-152）。本章之後會舉出在一個課程中會談結構的例子。

1. 注入

專業會談的注入階段是指探索個案目前有的擔憂或議題，以及會談目標的對話。擔憂是以特定的且富有創造力的方式來提煉。課堂裡或團體裡的注入部分可能專注在個人或團體議題，或學習目標上。以表達性藝術詩歌工作時，我們可以用詩歌的詩句表現問題點或是使用隱喻。

2. 遠離中心和美學分析

遠離中心，也就是感知互動的遠離中心（Intermodales Dezentrieren, IDEC）（Eberhart & Knill 2010），是專業會談的核心。這是一個沉浸在藝術創作的時間，將使用到一種或多種的藝術形態，例如音樂、視覺藝術、戲劇、舞蹈／動作或詩。在表達性藝術的詩歌工作中，我們專注於詩作為主要的藝術形式，雖然我們也會使用到其他藝術型態。遠離中心——也稱為替代理論（substitution theory）——指的是刻意不將注意力放在立即的議題或目標上，而是進入創作的歷程和以藝術形式來回應，進而獲得新的觀點與資源。藝術創作的挑戰替代了提出的生活挑戰，然後以獲得新的學習目的來進行。遠離中心是發生於藝術工作室的現實，是個案與專業人員以藝術家的角色相遇之處。在這個時間與

空間裡，我們遊戲、探索、想像。以詩進行治療時，我們放下擔憂，不刻意地探索。專業人員有其美學責任並允許新事物的顯現，避免在詩中不斷重複及穩固原有的擔憂。

美學分析的概念（Eberhart and Knill 2010）提供了一種回應藝術歷程和所創作的藝術作品的方法。我們以現象學和美學的方式，在「外觀」的描述層面上做出回應。這是以對話的方式進行的，並透過提煉所獲得的資源來為藝術經驗定錨（anchors）。我們檢視之前沒有注意到的特別之處。我們問：什麼有用？什麼很困難？挑戰如何被克服？經驗為何？有任何驚喜之處嗎？這些提問有助於驗證藝術經驗，為會談的收穫提供豐富的素料。

在治療師與個案的專業關係中，藝術作品的存在提供了一項可溝通交流的**第三者**（the third），豐富和擴展了談話。除了可溝通交流的第三者之外，還有一種現象也被認為是第三者，那就是意料之外的洞見、新的理解或驚喜。第三者的到來往往是個令人感動、充滿情感的經驗（Eberhart 2014；Knill et al. 2004）。

以詩進行治療時，我們特別需要防止對詩做出概括性的詮釋與將問題投射到詩歌中。清晰的美學分析需要練習，幫助我們維持在現象的形式與詩歌的措辭中。

3. 收穫

在詩歌的表達性藝術會談中，繼美學分析之後便是收穫所學（Eberhart & Knill 2010）。我們問自己，從詩歌體驗過程與最終

的詩作中所學到的一切，對於個案的問題點或目標有何相關。當中往往有驚喜出現。常常，我們和個案或學生更覺察到了內在和外在的資源與策略，可以藉此克服生活中的各種障礙。

　　會談的促進目標不是在花太多時間過濾擔憂，而是往前進入會談的核心，在藝術工作中遠離中心化。主要的注意力要放在促進開放與新的學習上。

以「詩的遠離中心化」作為學習的方式

　　在詩歌的表達性藝術工作中，我們開放自己，進入藝術經驗，以便從過程及作品中學習。我們相信，詩歌特別可以協助促成個人、人際與超個人技巧的綜合學習，同時也能發展專注力、覺知、自信、創新的思考、開放的心態、同理心與情緒彈性。詩歌工作的遠離中心化是探究的形式。我們進入寫詩歌的過程，主要目標不是代表或表達，而是獲得資源、學習新的事物。我們提供創造詩歌的學習框架，以適度的難度與挑戰水平來創作詩歌。

　　表達性藝術專業人員服務的對象包括各種年紀、各種狀況。許多個案生活功能正常，只是覺得哀傷或憂鬱，或者暫時困住了，或者只是想以平衡的方式來生活。其他人則可能經歷了嚴重創傷與失能。如果個案經歷人生困難或創傷，我們想要創造一個空間，在這空間中，日常生活裡經驗到的、壓倒性的、令人麻木

或恐懼的狀況，不會在會談中重複。在這段時間中面對的挑戰應該是可以解決的。我們要個案學習到他有足夠資源應付問題。我們無法避免困難，但是我們可以創造一個框架，在這裡，挑戰是可以解決的。個案進入另類現實的工作室空間，被賦予一個藝術學習的任務，例如治療師引導個案寫首有意義的詩；我們不需要教導個案思考問題，他可能已經思考得很多了。相反的，我們教個案如何不去思考問題本身、如何以不同的方式思考，以及如何在何時和如何去思考的問題上獲得自由。

如果我們告訴個案藉由詩歌來進行治療很容易、很放鬆，就是小看了詩歌的工作。個案和表達性藝術專業人員面對的是具有挑戰性的藝術創作任務。二者間的差別是專業人員有經驗，並且相信個案可以開始、持續與結束藝術創作的過程，而個案卻可能是首次嘗試。專業人員可以真誠地鼓勵個案，因為他對於信任藝術的發現歷程有所體驗（McNiff 1998b）。

人生的所有情況都需要學習。我們都在學習適應生活的各種要求。那些使我們脫離常規和日常生活儀式的情況要求我們學習新的事物。當疾病降臨在我們身上、我們無法像往常一樣繼續生活時，我們需要學習如何與疾病共存。這情況要求我們學習復原，習慣重獲健康，並採取因應的行動。

我們學習生存，我們學習生活

我們學著思考、感覺、感受、玩耍、創造、相信、
希望、信任、愛、原諒、再度愛。
我們學習、學習、再學習。
我們學著向上成長、向下扎根。

——瑪戈・法契斯・尼爾

透過詩歌的遠離中心化學習，可以促進創新的思考、提供新的想法，並獲致比之前嘗試過的更好的解決方法的行為。其結果可能更好、更有效、更令人滿意、更充實、更符合自己對生命的期待。遠離中心化讓我們暫時、有限地遠離憂慮，將我們的注意力轉移到好玩的藝術活動上，打開了令人驚喜的觀點；該觀念鼓勵個案朝向永續的改變前進。當我們的一般思考停滯或不斷繞圈時，創新思考是合乎邏輯的另一步。

如果我們透過簡單的方式遠離中心化來探索詩歌，但是同時又保持充分的臨在、好奇地欣賞，令人驚奇的轉折會發生（Eberhart & Atkins 2014）。這種超乎尋常且專注的過程會阻止刻板行為或不必要的行為。學習過程的目標是語言的豐富性和多樣性、促進多元觀點，而不是驟下結論、概括或簡化。這種獨

特的資源取向是以自發序列的藝術使用，打開令人驚訝的觀點和創新思維，讓個案有動機朝向永續的改變前進（Eberhart 2014; Eberhart & Knill 2010）。

詩歌遠離中心化中的未知

當我們遠離中心化、暫時遠離困難與恐懼時，會體驗到未知的狀態。在遠離中心化階段，我們專注於寫詩。當我們專注於藝術過程時，會忘記我們不知道、忘記我們想要知道或應該知道，我們失去了對未知的恐懼。

遠離中心化的工作幫助我們忍受未知的階段，甚至帶著好奇心與樂趣。我們不試圖匆忙度過未知的階段，不將這個階段視為負面的副作用；我們經由詩意的書寫給它空間。我們經由藝術框架延展這階段，待在裡面、用寫詩來形塑它。因此，寫詩的時候，我們成為我們內在的詩人，延展自己（因為遇到困難而受到限制的自己）。因為有了詩的陪伴，我們可以待在未知的階段，並走過這個階段。經由寫詩，我們有意識地尊敬這尚未出現解決方法的棘手空間，因為我們被握持著——只有空氣握持著我們（Domin 1998）。

詩歌遠離中心化中的改變

在詩歌的遠離中心化中，一些重要轉變經常發生。這些變化可能包括個案對能力的了解和擴展探索與玩性的範圍上的變化。個案經常發現重要資源，包括內在與外在的，以提供他們自己面對挑戰時的協助與支持。在詩歌遠離中心化的變化包括能力、玩性範圍、資源和觀點的改變。在遠離中心經驗的變化包括時間感、空間感、身心的感覺，以及語言的感覺。

能力

能力就是指一個人能夠成功完成某件任務的能力、感到有價值。個案可能覺得無助，無法找到解決方法，因此尋求協助。經由藝術創作遠離中心化的過程與專業人員協助下，個案賦權自身，找到面對藝術創作的挑戰時的解決方法。雖然他可能覺得自己無法適應日常的世界，但是他可以發現自己能夠完成創作一首詩歌的任務。

玩性範圍

玩性的範圍，在德文中是Spielraum，指的是一種開放情感的與心理的空間，於此空間可以自由地作自己，不受如自我審查的約束。這個開放空間提供了另類現實（alternative reality, Eberhart & Knill 2010），沒有為了保持正常功能的壓力或以目標為取向的必要性。在這個空間裡，可以玩耍、探索、保持好奇。

這麼做需要放下、全神專注地信任過程，直到藝術從內而外地發生作用。

　　無論我們是用詩或是用其他藝術學科或儀式，引導者都會給予限制——時間、空間、方向的框架（frame）來引導個案。如果沒有界限，就沒有自由；沒有限制，就沒有解放。在人生危機或困難時，限制可能會讓人覺得是被強加、也是一種負擔。然而，在詩歌的遠離中心化的另類現實中，限制是被選擇和嘗試，或不嘗試。在塑造（shaping）詩歌的不確定性裡，限制爲個案提供了一些引導和安全。我們的目標是找到合適的玩性範圍；沒有足夠玩性的範圍使人動彈不得，然而過多的玩性範圍令人感到壓力、不知所措。

資源

　　表達性藝術工作是資源取向的方法。擁有資源的人在實際面和心理面都能面對並處理生活中的各種狀況。在臨床與創傷工作中，個案一開始會覺得自己沒有足夠的資源來解決困難。經由詩歌的過程，個案動員了內在與外在資源。他用來形塑一首詩歌的資源也可以用來解決生活中的困難。

視角

　　視角是一種觀點，是看事情、看情況的角度，以及與此相關的想法的心理觀點。個案可能只看得到困難。他們可能有限制了

他們視野的盲點。藉由參與過程而不是沉溺在困難之中，個案的注意焦點很自然地會轉換。視角的範圍會擴展；新的見解減少了盲點。

詩歌的過程與另類現實

完全進入詩意的藝術創作時，我們進入了一個另類的現實，這種現實經常改變其中的時間感、空間感、身心與情感的感覺。覺知與語言的運用也可能改變。

時間感

依照順序排列的時間是線性測量。我們相信時鐘上顯示的時間，並據以行事。時間幫助我們定位自己、與人相約見面、組織我們的運作。我們也可能因為時間緊迫而有壓力、害怕無法及時趕上時間、落後或錯過火車。創造的行動設下起點。出生設下起點、死亡為生命設下終點。在西方文化中，我們給了時間一個方向，首先是經由我們的語言（以作者為例，就是德文與英文），以過去式、現在式和未來式時態來說話。我們用儀式標記時間，例如受洗與婚禮。我們會講到以前和以後、我們記得、我們做計畫。我們會說，年輕人的眼前有著未來，而老人家則傾向回顧過往人生。我們渴望忘記時間，時間是有限生命存在的守護者。

我們想到時間，就覺得好像時間是個無限進行的存在，一個從過去到現在，再到未來的、不可逆的連續。當我們生命結束

時，時間是否也結束了呢？我們如何知道呢？

在某些文化中，時間被認爲是週期性的，就像我們說的「時間巨輪」的概念。希臘文裡有兩個代表時間的詞彙：柯羅諾斯（chronos）[1]和凱羅斯（kairos）[2]。柯羅諾斯指的是依照時間順序排列的時間。凱羅斯指的是隨時可能發生的適當時機。前者照著順序的時間多多少少是可以預料的，但凱羅斯則可能發生或不發生，就像閃電似地、無預警地突然發生。柯羅諾斯帶來根據時間的規律，但是藝術如果沒有凱羅斯、沒有那超越我們自身的靈光一閃、沒有第三者，藝術不會有生命（Knill et al. 2004）。設定時間程序可以讓我們得以有完成藝術創作（例如詩歌）的時間，這是很健康的。但是，我們也需要對藝術過程的時機與詩的奇蹟片刻保持敏銳，因爲它常會無預警地突然降臨。

問題會花費我們的時間、消耗我們的注意力、讓我們回到從前。我們不斷地回想發生了什麼事、我們的觀點指向過去。在表達性藝術工作中，我們開啟了自己與時間的關係。創作的過程成爲優先，將我們帶回到當下的一刻接著一刻。我們會失去時間感、忘記時間，完全沉浸在寫詩的過程中。最後，從中誕生的詩將我們的時間感再指向未來。我們期待完成這首詩、我們想完成它。

空間感

地理上的空間就是在地球上的空間。有些空間讓我們有歸屬感。有些空間讓我們覺得是外人，不在自己家裡。我們都有空間

的覺知、我們在空間中移動、我們給予空間，也獲得空間。我們標記公共空間與私人空間。我們用空間工作，也用空間娛樂。

我們想的空間是三維度的空間，有長度、寬度與高度。現在對於三維空間與時間的觀念還包括了無限的四維連續體，稱為「時空關係」（spacetime）。在這個無限延伸之中，人類、物體、樹木、石頭與場域都有自己的空間。地心引力讓我們的腳保持在地面上，空間則給了我們延伸的感覺。

在表達性藝術中，我們也用隱喻看待空間現象。大家往往會用「沒有空間」一詞描述狹窄的玩性範圍。靠著詩的遠離中心化，我們實際上與隱喻上都可以獲得更多空間——移動的空間、呼吸的空間、環顧四周的空間、抬起胸膛的空間。

身體、心智與情緒的感受

身體、我們健康的身體、有時生病與復原的身體，都是許多不同類型細胞組成的奇蹟。我們由肌肉、骨頭、神經與器官（例如心臟、肺與肝）組成。人類身體有66%是水。我們有免疫系統。我們走路、說話、愛、生氣、需要休息。我們呼吸、做愛、吃、喝、消化。我們受傷、我們也痊癒。有時候，治癒要花很長

1　譯註：柯羅諾斯（chronos）是古希臘的時間之神，沒有實體。
2　譯註：凱羅斯（kairos）是古希臘語中的「化時為機」、「適宜時機」或「把握時機」，有著「時間稍縱即逝，必須格外珍惜」之意。

的時間，而且會留下生理及心理上的傷疤。我們既強壯也脆弱。

我們有意識。我們可以感知、思考、說話、記憶與遺忘。人可以感覺愉悅與不愉悅。我們有情緒起伏、我們可能情緒化。我們可能哀傷或高興。我們可能擔憂或信任。我們可能感覺羞恥、責怪、嫉妒、憤怒或鄙視。我們有時候擔憂並充滿懷疑；有時候確信並充滿喜悅。我們喜歡私下地或公開地看鏡子。我們都怕批評。在表達性藝術工作中，我們關注身體、心智與靈魂的健康。

當我們受苦，我們的精神、身體與情緒都一起受苦。在思考、感覺和行動之間，身體可能感到被撕裂。這時，我們往往會被僵化的思維佔據。在會談中，我們使用表達性藝術的詩歌進行治療時，會運用體現（embodiment）的形式進行工作，以便整合身體、心智和情緒。在藝術過程中，我們在當下的思考時間中邀請身體與情緒上的覺知。

語感

我們說話時，會使用辭彙、將其組合，並進行發音。我們希望被聽到、被理解。我們溝通想法與感覺、提出問題、要求澄清、請求許可並採取行動。我們使用手勢，來幫助我們說的話，以強調我們真的是那個意思。有時候，我們會自我矛盾或瞎扯。我們學著說話、形成造句、發出聲音。我們會忘記、學新的句子、在不同語言之間切換。透過身體語言、臉部表情和眼神接觸來進行口語和非口語的溝通。我們用手寫、用手機寫、用電腦

寫。我們一直在溝通，無論是想要或不想要。我們來回發送訊息。我們打電話，也接電話。

在所有的表達性藝術中，我們都會注意語言。在挑戰或困難的情況下，語言傾向簡化、重複、充滿批判。進行藝術工作時，我們以一種特定、獨特、具有資源的語言方式來溝通交流。在會談的遠離中心化階段，我們用感官經驗和透過探索與玩耍的豐富語言來取代談論。

以詩進行治療時，我們進入多元意義的範疇。溝通的焦點轉移，日常生活的語言逐漸消失，變成背景。溝通變成直接參與的互動。我們與被形塑的、形塑與等著被形塑的進行直接且親近的對話。新的交流發生。我們開始注意到美、神奇與驚喜的語言。

以下表格呈現從日常生活現實進入到詩歌遠離中心化的另類現實移動。左邊是起點，也就是日常生活的現實。改變過程專注於詩的遠離中心化之前與之後，包括時間、空間、身體、心智、情緒和語言上的差異。右邊呈現改變的關鍵字。

詩歌遠離中心化之改變過程

日常生活狀況	改變過程	詩的遠離中心化
無能、狹窄的玩性範圍、有限的資源、受到限制的觀點。 覺得自己失敗、不完美有害的。	➡️ 有關	能夠朝向擴展玩性的範圍，獲得資源和新觀點；變得「獨特而不完美」；成為良性的。

日常生活狀況	改變過程	詩的遠離中心化
過去取向 懊惱、罪惡感	**時間**	**未來取向** 目的論
缺乏空間 被淹沒、壓垮	**空間**	獲得空間
身心分裂 麻木、僵硬、盲點、受限的觀點與心態、腦霧。恐懼、慌張、陷在單一情緒中、非理性表達、情感遲鈍。	**身體 心智 情緒**	體現、意感專注、覺知、新的觀點驚奇、敬畏、好奇、完整感覺的範圍。
簡化的語言 刻板印象、概括討論、黑白分明的思考、批判、專注於問題、重複性。 覺得不被傾聽、不被理解、孤立被動、反應式拖延、無法採取行動。	**語言**	**語言豐富** 「還有什麼?」 多元意義 交談、交流 驚訝、無預期的 洞見、新觀點、清晰 覺得被傾聽、被理解和連結 我可以做些什麼 採取行動、擴展回應的範圍

結論

　　本章中,我們討論了感知互動表達性藝術,也為如何在感知互動式表達性藝術中運用詩歌工作的相關基本概念下了定義,包括美、結晶化、低技巧/高敏銳度、創作、臨在與過程。我們

回顧了專業會談結構中的遠離中心化過程，強調遠離中心化的概念，以及注入、美學分析、美學責任、第三者與收穫的不同階段。我們闡述了詩歌的遠離中心化是個學習的過程，並強調詩歌的遠離中心化過程中，可能發生的變化。我們強調在這個改變過程中，我們從對生活狀況的狹隘觀點轉為以更寬廣、更有賦權也更具體的方式獲得力量與資源，來應對生活中的挑戰。

第 3 章

書寫、閱讀與分享
表達性藝術中的詩歌

Writing, Reading, and
Sharing
Poetry in Expressive
Arts

在表達性藝術工作的情境下使用詩歌，不只是寫詩歌，也透過閱讀、演出、聆聽和作出回應。本章中，我們將探索一些在表達性藝術工作中使用詩歌的實際面向。我們將從自身的個人經驗以及專業經驗出發，其中包括我們臨床、督導、教學以及組織發展上的經驗。

表達性藝術專業人員

許多老師、治療師、輔導員、顧問、團隊領導與危機處理工作者會使用表達性藝術應對所有年齡的人，以及世界上多種不同的專業場域，包括臨床工作、教育、組織發展與危機處理狀況。在所有的助人工作中，專業人員的態度是非常重要的。藝術的力量可以激起情感與洞見，因此，表達性藝術專業人員在使用藝術媒介與理解改變過程上，都必須有很強的個人技巧與使用藝術形態和了解改變歷程的知識和經驗。使用詩歌的專業人士必須對文字的力量，以及對文字與不同歷史和文化的關聯特別敏銳。並且，專業人士需要擁有領導力與溝通技巧，以建立信任感。首先，我們需要能夠清晰表達個案與有需要的人的聲音，確保他們被聽見和被理解。特別是在改變的時候，需要我們堅定但溫和的態度，並超越任何權力鬥爭或避免反應式的回應。專業人士要學會擁有自己的角色，從自己內在直覺的理解和加上引導技巧來行

動，比如提供清楚的建議、放下成見、傾聽與嘗試。表達性藝術專業人員提供她的能力，將新事物帶進存在中。領導意味著賦權身為領導者的自己，也賦權別人。讓自己變的渺小，以便讓對方可能覺得不那麼不安全，這對世界沒好處（Williamson 1992）。

專業人員通常會因為訓練的學派而採用某些特定的詞彙。例如完形學派（Gestalt）的治療師會使用完形學派的術語，羅傑斯學派（Rogerian）的諮商師會使用人本主義的語言表達。我們建議在表達性藝術的詩歌專業工作者在語言上解放自己，並發展自己的詞彙。我們懂得文字的力量。詩歌的領導力包括使用隱喻說話、用疊句作為重複的工具、享受文字的節奏與聲音品質。我們可以使用喚起或吸引讀者的口語傳統；我們可以將某個「問題」稱為「烏雲」，然後進一步描述烏雲的本質。通常，個案自己會找到強烈的隱喻。這以詩意的交流方式本身就是新的——同時可以喚起並令人反思。隱喻是外加的，幫助我們看得更為具體，因此更容易企及。個案的一句話，例如「我覺得像石頭一樣沉重。」需要進行具體的反思：是什麼感官經驗啟發他使用這樣的隱喻呢？

艾伯哈特（Eberhart）和阿特金斯（2014）著重我們表達性藝術專業人員的臨在與過程的基本概念。他們強調，臨在指的是專業人員的個人屬性以及與他人和藝術相遇時的過程。以過程取向的表達性藝術詩歌工作，正如其他藝術一樣，需要我們敞開自我迎接相遇，並相信人們有能力在面對生活挑戰時，有能力找到資源。

詩歌如何進入會談

　　詩歌可以用很多不同方式進入表達性藝術的課堂或會談。我們可以被動地接觸詩歌，例如閱讀或聽人朗讀詩歌。我們也可以積極參與，和個案或團體合作寫詩，或是聆聽詩歌，並闡述它的訊息。我們可以用一首詩來開始或結束團體或個別會談；我們可以要求個案或學生帶一首詩到會談現場，討論他們為什麼選這首詩，或是用其他藝術型態對詩作出回應，例如身體的動作或聲音。我們也可以在藝術遠離中心的過程中使用詩歌。

　　詩歌可用簡短、精準、直接的方式，為會談或課堂對話增添不同的面向。同時，詩歌也可以在字裡行間留下呼吸的空間，讓人感到驚奇並使直覺得以發展。我們可能尚未有合適的字詞描述某種始於模糊感覺的內在經驗，但詩歌可以為這經驗幫我們找到文字。

提供個案或學生的指導範例：

- 上課或會談時，帶你最喜歡的詩來。
- 從一本詩集中，選一首現在很吸引你的詩。重複使用引人注意的詩句，並以這些詩句作為出發點、接著寫下去。
- 在籃子裡放許多詩句，抓出一句你最感到迷惑的詩句。背頌它，並在朗誦時使用與詩句有關的手勢和動作。
- 會談一開始，先聽一首「今天的詩」。暫時閉上眼睛。用你的內在感官去感知是什麼對你說話。

以表達性藝術促進寫詩

在教導技巧和促進從內而發的創意表達之間有條微妙界線。羅賽克（Roethke, 2001）認為，我們無法教人寫作（技藝），但是可以暗示（p.94）。身為表達性藝術專業人士，我們需要技巧，也需要敏感度與臨在，以創造詩可以達到的可能性。儘管寫詩往往涉及到放棄既定的計畫，但是在我們帶領會談之前，若是記住一些基礎要素，會很有幫助。我們需要知道如何準備並成功執行工作。我們需要框架，但同時，我們需要一個開放的空間，允許新的、未預期的事物在會談中出現。

正如以詩進行的所有工作一樣，我們在表達性藝術裡也要強調基本語言元素、聲音的模式與節奏的重要性，例如長短母音的聲音、音節的長度等等。我們探索詩句的轉折（往往比呼吸更短），以及如何用短暫的停頓引人注意。使用隱喻的語言特別有價值，可以帶來驚喜、神祕與慈悲的出現。寫詩是很有挑戰的藝術過程。在詩裡，一切都很重要：節奏、斷句、換行、在紙張上呈現的形狀、聲音、質地以及每個字的選擇（Citino 2002）。但是，在表達性藝術中，我們要強調在詩歌中，我們進入一個超越了純粹學習技藝的領域。

寫詩要用到心和腦，是反思、想像、體現經驗與思考的相互作用。瑪麗・奧利弗（Mary Oliver, 1994）描述寫詩的過程就像是心的勇氣與意識的語言技巧的一種戀愛。她強調，這個過程總

會牽涉到冒險、脆弱與對超越我們的某種神祕的慈悲行動，及對經由我們說話的另一個聲音的開放（Paz 2009）。

> 寫詩訓練你的自由思考：
> 思緒意象霎時乍現，
> 你，詩人正追逐那顯現的。
>
> ——瑪戈 ‧法契斯 ‧尼爾

準備寫詩

有不同的方式進入寫詩的過程。寫詩始於感知，而非表達。我們先用各種感官傾聽。我們看、聽、感覺、想像。寫詩受到此刻當下的啟發，也受到想要發聲的直覺啟發。有時候，詩始於很強的經驗或記憶。有時候，一句詩就這樣出現了；有時把玩一陣文字，也可能產生了一首詩。

寫詩需要時間、空間和獨處。詩人需要從日常生活的活動中，撥出一段不受打擾的時間。如果在一個特別的地方寫詩，書寫工具都放在那裡，會很有幫助。在課堂上，我們會留一些時間寫作。在課堂空間裡，我們讓每一位學生創造個人的書寫「工作室」。我們鼓勵學生把這個空間弄得舒適愉悅，如注意美學品

質，或許放一朵花、一根蠟燭或有面美麗的景觀。準備一杯水或熱茶，也很有安撫作用。

　　書寫本身來自心智，也來自身體。花時間呼吸、舒展身體、移動身體、喚醒各個感官，然後才開始書寫。如此一來，可以促使清晰的注意力與寫作的專注力。開始上課時，我們用呼吸、肢體移動或自我按摩調整身體，幫助思路清楚，為書寫做好準備。

　　我們開始書寫的態度十分重要。有些學生和個案在寫詩時感到焦慮、恐懼和自我防衛。歐洲研究學院的桂冠詩人伊莉莎白・麥金（Elizabeth McKim）是位很受愛戴的教師。她在公立學校教導兒童也教導研究生。在麥金和茱蒂絲・史坦伯格（Judith Steinberg, 1999）合作作品中，提醒我們「詩是感知世界的特別方式。」（p.7）她們鼓勵我們尊重詩歌的工作，視其為情感、感官與環境的相互作用；詩歌工作需要情感上的脆弱，以及對聲音與節奏的敏銳度。以下是她們教育兒童的目標，也可以應用在表達性藝術中詩歌的工作上：

- **為自我表達創造一個安全的環境**：作者強調，為了啟發學生的脆弱性，他們自己必須能夠讓自己感到脆弱。
- **鼓勵使用所有的感官**：請學生花時間仔細觀察環境裡的細節，反思自己的經驗。
- **讓學生對語言敏感**：鼓勵學生傾聽說話時的自然節奏，享受文字的嶄新安排與重複出現。

- **啟發學生參與詩歌創作的過程**：讓學生有動機榮耀他們
  自己的感覺與觀點（McKim & Steinbergh, 1999）。

無論是單獨工作或是帶領個人會談，又或是和團體合作，寫
詩的準備工作都包括：

- **準備工作空間**：找一個舒適愉悅的地方工作。有些人喜
  歡安靜或柔和的音樂，有些人喜歡在咖啡店書寫，四周
  都是人聲。
- **準備身體**：讓身體敏銳，例如按摩雙手、做些放鬆活
  動，或是散個步。
- **準備心智**：讓腦子清澈安靜。可以將其他需要處理的事
  情先寫下來，然後放在一旁，之後再處理。
- **準備工具**：準備紙、原子筆、鉛筆。有些人對於偏愛的
  紙張和筆非常講究。

詩歌中的低技巧／高敏銳度方法

如果一開始就在覺得需要寫得完美的壓力下，我們很難寫
出一首詩。這高技巧的寫詩要求扼殺自發性和想像力，往往導致
腦中一片空白。我們希望降低對失敗的恐懼以強化寫作的樂趣，

讓好奇心成為主導動力，而不是恐懼。但降低高技巧的壓力並邀請參與成員僅僅參與創意的書寫遊戲，可能會讓他們錯失了健康的挑戰，而覺得無聊。我們希望寫詩和讀詩的過程是賦權與充實的。因此，我們要以高敏銳感的工作方式，設定有所要求的結構。低技巧／高敏銳度方法可以讓非專業的人也能創造出有意義、令人滿意的藝術作品（Knill et al. 2004）。這是與詩歌工作的有效方式。

玩聲音

寫胡言亂語的詩是一種低技巧／高敏銳度的書寫方法。參與者往往害怕使用文字。使用文字時，我們可能造成誤解，也很容易傷害彼此。特別是當我們和國際難民工作時，往往需要其他的溝通方式，以便建立彼此之間的信任關係。在表達性藝術的詩歌工作中，我們創造結構並在尋常的文字之外探索。一個方法是一開始只是發出聲音——這是我們小時候學說話的方式。我們不用掙扎著尋找字詞，我們說的是沒有字詞的語言。

- **胡言亂語**：在一張大白紙上寫出聲音，幫這些聲音發展出我們自己發明的符號。看著這些符號，對大家說出它的聲音。

- **讓詩發聲**：另外拿一張紙，用聲音寫出你的聲音詩。再分成小組，並在小組裡彼此朗讀自己的聲音詩、發展成為和弦。練習。反覆地彼此排演，形塑這首詩。

歐洲研究學院裡有從中東來的學生。他們離開沙漠的熱浪，參與辦在瑞士山裡為期二十一天的密集夏季學校。他們看著翠綠的草原、被雪覆蓋的高聳山頂感到驚奇。有些學生像白楊樹的葉子般地顫抖。有些一直抽菸。他們讓我們學到，美的力量可以大到令人手足無措。雖然他們渴望打開生命，擁有自由與和平，他們的身體和心智仍帶著戰爭的創傷經驗。在語言與論述的課堂上，我們讓學生對環境敏銳，允許新的、超越他們肩膀上沉重負擔的新觀點出現。我們靜默地走在步道上，看著山谷，偶爾駐足，讓學生用母語寫札記。正如畫家一筆筆地畫，我們也一字字地寫。在班上，我們對學生說：用你的內在耳朵想像語言的聲音，發展疊句。重複每一節的疊句。用你散步時、行經的山、河或是彎曲的落葉松帶來的靈感。給它一個聲音，讓它說話。

有趣的是，當我們拿著札記到處走來走去，隨時準備寫筆記的時候，我會開始看到更多。這是一個簡單但是能打開我們對環境感官覺知的有效方法。我們看了又看，直到我們看見某些有趣的事物並寫下來。

在以下〈讚美我，現在〉這首詩裡，山岳呼喚我們。這首詩是視覺詩，也是山岳說話的聲音詩。

讚美我，現在

啊／唄

啊／喂

啊／嘛

啊／沙

嘛／哼

嘛／哼。

我是那沉靜地抬起你游走目光的人。

讚美我，現在

我有如光禿岩石，在穿透而來的光線中

啊／唄

啊／喂

啊／嘛

啊／沙

嘛／哼

嘛／哼。

我容納你搜尋的目光，它無法穿入我。

讚美我，現在

綠樹成蔭、天空遼闊、流水潺潺

啊／唄

啊／喂

啊／嘛

啊／沙

嘛／哼

嘛／哼。

我是你深沉的睡眠者。

讚美我，現在

啊／唄

啊／喂

啊／嘛

啊／沙

嘛／哼

嘛／哼。

——瑪戈·法契斯·尼爾（2004, p.24）

對文字變得敏銳

很重要的是，對即將形塑的材料有敏銳度——以探索的方式接近語言，而不是匆忙寫出一首完美的詩。我們放慢速度，讓書寫到來。作者一旦對文字夠敏銳，溝通關係就會建立起來。

另一種低技巧／高敏銳度的方式是運用人物角色（persona）的書寫，也就是將某個想法或物件人格化，例如之前那首詩裡的山。

- **用人物角色書寫（persona writing）**：我們很自然地有話想說，說說關於我們如何與文字產生關係或是不產生關係、說說為何有些字會卡在我們的喉嚨裡，其他字又如何很容易地就出現在我們嘴邊。我們探索這些特別的關係，讓文字對我們說話。我們給文字一個聲音，我們自己也就因此有了聲音。我們特別注意吸引我們或讓我們分心的。之後，這些都可以形成詩。

M的書寫卡住了，她每次坐下腦筋都一片空白。即便她渴望書寫，「創作」的壓力也很高。我們建議她和詩的素材相處：文字。雖然我們可能覺得自己無話可說，我們總是可以談到文字本身。這是對文字敏銳的基本原則：我們給文字聲音，因此我們自己也得到聲音。

找出文字

有時候，文字很容易就出現了，特別是有強烈情緒與經驗的時候。有時候，文字就是不肯出現。當文字不輕易出現時，我們

還是可以寫詩探索：當文字不出現時，發生了什麼？

現在海洋

他問我是否願意寫首詩
關於海洋。
站在海邊
我是原始純淨的。
所有文字飛走消逝
就像大笑的海鷗。
我微不足道。
而那十個方向
圍繞著我飛翔。

——勞麗 · 威爾考克斯 - 麥爾
（Laurie Wilcox-Meyer）

　　有很多方法協助個案與學生以及我們找到文字。創造空間與有趣的氛圍非常重要。我們使用的某些結構和一般的創意寫作工作坊很相似，然而我們在表達性藝術詩歌中的目標是促進最誠實的表達，而不一定是最完美或最美麗的詩歌。這些結構協助我們放下創作的壓力，讓我們專注於即將形塑的材料：這在教學上發生了悖論：結構或框架首先帶領作者遠離「寫一首詩」，我們也

可能給作品一個框架，就像捏陶土的時候，先給陶土一個名字。與其說我們**尋找**文字，不如說我們**發現**文字。

以下是我們最喜歡的方式：

- **無中生有**：無論出現了什麼字，都跟隨著它，直到有吸引你的文字出現。書寫時，可以從日記開始入手，注意你覺察到的事物、認真觀察和感知。倚賴過程。需要出現的東西會出現的。無論我們走到哪，我們的生活主題都會跟隨我們（或者是我們一直跟隨人生主題）。

- **發展的起點**：想像自己回到你初學語言的時候。探索聲音、節奏、音節、頭幾個字，然後重複文字或字句，讓探索發展成一行一行的詩（第二輪時，可以塑造這素材）。

- **感知互動的進行**：先繞開書寫，開始移動身體、唱歌、畫畫，然後進入書寫。

- **創造詩**：閉上眼睛，捏塑陶土。看著捏出來的陶土，給它一個名字，收集字詞，讓陶土述說它的誕生故事。以這個經驗作為起點，把你的創作神話寫成一首詩。

- **延陀羅**[1]：拿一張紙，在上面以幾何圖形來塗鴉（點、線條、三角形、圓圈、長方形等等）。在這些形狀上加上文字或三行詩。

1　譯註：延陀羅（yantra）是從宇宙獲取能量的印度神祕幾何圖形。

- **視覺詩**：在紙上將文字排成形狀：對角線、螺旋狀、圓圈或是物體的形狀。
- **自由書寫**：針對某個主題寫十分鐘，例如你為何而寫（或不寫），或是什麼啟發你的書寫。
- **字詞散步**：到外面走走，觀察大自然。收集字詞——不只是名詞，也收集形容詞、副詞，以及動詞。特別是動詞。
- **對話**：對著字詞、身體、意象或物件來回對話，看看它們可能會跟你說什麼。
- **未發出的信**：寫一封信給你愛的人、已經過世的人或是和你有過紛爭或未竟事物。
- **找到的字**：翻開書、雜誌或報紙的某一頁，把一些文字圈起來。把其他字塗黑。將這些字變成一首詩。
- **一碗字**：用一個大碗，裝滿印刷字，包括形容詞、副詞、名詞和動詞。抓一把，用它們作為啟發，寫一首詩。
- **易位構詞**：選一個關鍵字，發覺字裡面包含的字。例如 ode（歌頌）裡面有 do（做），spiritual（精神）裡面有 ritual（儀式）。把玩這些字並以有意義的方式將這些字放在一起，繼續寫，直到成為一首詩。
- **用隱喻做實驗**：把抽象的文字和具體的意象連結起來，例如「恐懼就像……」、「勇氣是……」
- **翻譯詩歌**：以胡言亂語寫下來，然後朗讀你所寫的字句

——傾聽、回應、跟著它的節奏。用你的母語將令人回味的聲音翻譯成詩句。

在歐洲研究學院裡，從土耳其來的學生芙亞（Fulya）用以下的文字記錄了她在歐洲研究學院裡的經驗與老師的教導：

那一天，在薩斯費（Saas Fee）的小徑上，我們十一位女人，一起或獨自傾聽、沉思、坐下來、走路、思考……我們都找到了個人空間，傾聽河流、山岳、樹木、風、大地、小鳥、小草、蒼蠅或虛無帶給我們的訊息……一開始，我很沒有把握，然後決定享受這一切。

索里安 波
塔漢姆

我是片草原
曾在沼澤中

卡卡莎
摩哈迪烏
拉呼
意米斯

那些
早來的
會引導你

拉塔 蘇 米庫
索悠美西
洛密達母

成為生命的氣息
承載著你

　　　　——芙亞‧克特‧穆斯尼特斯基（Fulya Kurter Musnitsky）

玩文字

　　和文字工作有其獨特的挑戰。即使沒有文字，我們也可以浸潤在音樂、舞蹈和視覺藝術裡。詩需要文字，而文字根植於社會與歷史的脈絡中，意義受該脈絡形塑。而在線性與分類上，文字反過來也可以強烈形塑我們的思考。

尤其在春季[2]

聽：	Listn:
世界抗拒	The world resists
我們最好的設計。	Our best designs.
它活生生	What is alive
綻放於白色星辰中在綠色地毯上	Blooms in white stars
	On a green carpet
它活生生	What is alive
融化了我們語言的	dissolves the flatness
平淡	Of our language
它活生生	What is alive
想要	Wants to
爬出	Crawl out
我們用文字	Of all the little boxes
做成的	We have made
所有小盒子。	With words.

——莎莉·阿特金斯　　　　　　　　　　*Sally Atkins*
（2010, p.35）　　　　　　　　　　　　*(2010, p.35)*

2　編註：這裡以及接下來的一些詩之所以會用中英對照的方式呈現，是想讓讀者也
　　能透過英文的角度來欣賞這些詩。

玩文字，實驗聲音、節奏、行列與形狀，可以為詩開啟可能性，讓詩歌得以顯現，驚喜也能發生。以下是我們喜歡的文字玩法：

- **系列書寫**：從短語開始，例如「從現在起……」、「我想要告訴你的是……」、「我渴望……」，接著收集下半句，然後重複這個句型。將這些文字形塑成一首詩，讓最後一行有所轉折、產生對比或提出問題。
- **圈起文字**：一開始持續地自由寫下任何想到的字句，然後圈起你喜歡的字句。大聲朗讀，聽聽看。再加一些文字，創造一首詩。
- **同步詩**：寫一行詩句，將紙摺起來，遞給團體中的另一個人寫。重複這個過程，直到每個人都寫了一行為止。最後的人要朗讀整首詩給大家聽。
- **團體詩**：寫十個字，交給下一個人。這個人圈起五個字，遞給下一個人。這個人用圈起來的字寫一首詩，也可以加上她選擇的任何文字。
- **詩的回饋**：和一位夥伴分享你寫的詩。兩人分開，各自寫一首詩作為回應。寫回應詩是一個很有用的、低技巧／高敏銳度的書寫練習。以下的詩是在教育場域裡作為回應的例子。我用「寫一首詩」當作詩的主題，把玩演繹這個概念。

一首詩的顯現

晚了
文字累了
詩卡住了
卡在
字母的車陣中：
太多的A們
跑到第一行
而B們昏去。C們
被自以為是的D們
絆倒
E們嫉妒地
輕視苗條的F們：

對我們的世界來說已經晚了而
太多文字被過度使用且壓力沉重。

讓我們重新發明字母
容許每個字母
獨立使用。

——瑪戈·法契斯·尼爾

二十五歲的Ｎ從歐洲到美國唸書。面對新的生活，她很興奮。她的父母和朋友都支持她，她也期待她的學習。她知道必須改善自己的英文能力，於是選修了一些英文課。但是她很快發現，在英文課學的詞彙不夠，她需要學習更專業的詞彙。她無法和親友練習英語，因為他們通常以母語溝通。有一天，她的治療師給了她一本日誌，她開始用英文玩耍——書寫。她的日誌最後變成了用少少的詞彙寫成的短詩。她不尋找漏掉的字，而是扭曲文字、翻轉意義。她也從無意義事物的玩耍中，發展出一些意義。不完全了解語言的障礙成為她寫詩的資源。

以下的詩是運用極少詞彙寫成的例子：

握[3]	**Hold**
堅持到底	hold it through
堅持下去	hold with it
抓住它	give it a hold
不去抓住維繫它的東西	without holding on to what
	holds it together
——瑪戈・法契斯・尼爾 （2004, p.13）	*Margo Fuchs Knill* *(2004, p.13)*

當我們寫詩，我們可以超越正式的限制、超越文法規則或拼字、超越術語或流行語、超越政治或心理詞彙。我們書寫，沒有任何學理。我們以新的、不尋常的方式運用母語或其他語言。詩人可以運用日常文字，發展出自己的個人母語。

母語

寫，從底下寫起，從發癢的腳底，

寫事物的流轉，寫時間的流逝，從醒來寫到睡著。

夜晚將世界籠罩在它的陰影中。誰來重啟白日？

她將與我們在一起，母親，母語，為了無接縫的世界，

深遠而遼闊，被文字解放。

──瑪戈‧法契斯‧尼爾

3　編註：〈握〉原英文題名為hold，該詩是作者運用了hold這個字的不同慣用句寫成的。

形塑詩

　　藝術是任何表達性藝術的會談核心。我們希望經驗和詩都能
夠成功。通常，作者需要再看她寫的詩，讓詩的文字能夠符合她
的意圖。在會談中或課堂上，專業人員必需先確認作者的成就、
探索她對這首詩的感覺。如果她說：「我不確定，這不是我原本
想要的。」或「我不喜歡這首詩最後的樣子。」就表示有需要
進一步的工作。身為專業人士，我們對藝術作品身負美學責任。
我們可以建議她再次閱讀這首詩，一行一行地大聲朗讀，尋找可
行或不可行的地方。讀起來不流暢的地方，通常需要編輯。

　　瑞士作者艾默‧左浦飛（Emil Zopfi）有許多舉辦工作坊的教學
經驗。他發展出以下的規則，以修改詩作與散文。他的規則可以
很容易地應用在我們表達性藝術的情境下（Zopfi & Zopfi 1995）。

- **具體**：越具體，我們越容易想像。當你寫「花」這個
  字，你想到的是什麼花呢？用你的想像力，完全投入，
  找到特定的形容詞與隱喻。
- **主動**：直接寫。接近它，並讓它接近你。用最短的方
  式，讓小鳥告訴你，或是告訴小鳥。
- **少即是多**：放棄模糊的描述、陳腔濫調和多餘的字。只
  用真正需要的字。自問是否真的需要這個字。
- **簡短**：修改時，專注於單一的主題、意象、情緒或觀

點，並在這個範圍內變換詞彙。舉例來說，如果你寫的是樹，就使用和樹有邏輯關係的隱喻。

- **用字精簡**：刪掉任何膚淺、對你想要傳達的內容沒有幫助的形容詞。使用喚起性的形容詞而不是描述性的形容詞。

一般而言，有說服力的詩具有以下特質：

- 詩的邏輯
- 驚喜的結局
- 使用喚起性的形容詞，而不是描述性的形容詞
- 為文字增加新的維度的隱喻
- 它有自己的規則
- 節奏

每個字都有其必要，並和其他的字有連結。

形塑詩的建議

- **重複**：重複使用文字，讓它們成為疊句，並在書寫卡住的時候，將這些文字整合起來。
- **平靜**（Stillness）：休息一下，安靜地走一走，直到下一個

可以寫下來的靈感出現。

- **啟發**：把自己喜歡的作者當作模範，激發自己的書寫。第一次的嘗試結果可能是模仿，但是當你繼續寫下去，這首詩會越來越成為你自己的詩了。

- **運用魔法**：勇於創新、用魔法般的方法欺騙自己的頭腦。例如你可以跟自己說：這首詩需要十行，或是這首詩需要在六月十二日中午12:12完成，然後看看會發生什麼事情。

- **做一些研究**：花些時間觀察、傾聽、閱讀。對你發現的做文字速寫，之後可以用來形塑一首詩。

- **自言自語**：對著手機說話。可以聽自己錄下來的素材，並寫成詩。當你寫下時，就已經在完善這首詩了。

- **用已經存在的形式寫詩**：可以試試看寫俳句、頌歌、十四行詩、民謠或其他傳統形式的詩。這些形式以前為許多作家服務過。你可以從已有的詩詞基本結構中學習，例如十四行詩、頌歌，或是諾貝爾獎獲獎詩人巴勃羅・聶魯達（Pablo Neruda）寫的〈讚頌日常物品〉（Odes to Common Things）。詩可以是哀歌，或是述說一個戲劇性的故事，例如民謠。用既有的形式寫詩可以設定清晰的方向。在限制的範圍內，探索是可能的。我們想給的框架既不會太鬆散，也不會太嚴格。我們努力防止作者們在似乎有太多的可能情況下，感到手足無措。我們

提供方向而不是指導。和既有的詩的風格工作，可以協助我們書寫。例如：日本的俳句通常與大自然有關，總共三行，第一行和第三行有五個音節，第二行有七個音節。寫日本俳句時，我們的注意力會放在數著有幾個音節：五、七、五。這也是某種遠離中心化。我們為詩服務，而不是餵養最初的擔憂。

我們也可以發明新的結構：

F必須每天做放射線治療，為期五週。她需要搭五十分鐘火車去作治療。有人送了她一本很漂亮的筆記本，她告訴自己一定要立刻開始用這筆記本。一開始她羞於在白紙上寫字。之後，她克服了害羞，每天都寫，幫助自己將擔憂變成對書寫的好奇與興奮。很快地，她開始覺得無聊，不希望再寫關於她自己的詩。她開始專注地看著火車的窗外，轉而寫關於秋天的詩。風景很驚人。紅色和黃色的秋葉吸引了她的注意力。她看著窗外，描述著所見的詩意。這個書寫練習變得非常滋養。她告訴自己，無論治療的結果如何，至少她寫了秋季的詩，擁有了令人滿足的經驗。不過，在火車停下來之前，還是會空出些時間，讓她忍不住又為治療擔心。有一天，她寫了一首「三分鐘的詩」。從此之後，她便可以一直專心寫詩，直到抵達前的最後一分鐘。

三分鐘的詩很像日本俳句，我們不用數音節，而是給自己一個時間框架。詩歌寫作將自我（ego）帶入朝聖之旅，找到回家的路，煥然一新。詩人發明了自己的玩耍寫作規則，然後她自由地反對自己訂的規則，並重新發明規則。

使用特定風格詩歌集體工作的訓練課

我們從對我們有用的方法中學習。在一個成熟團體，我們可以集體練習。大家一起同時參與過程。有一次，我（瑪戈）介紹了聶魯達的〈讚頌日常物品〉這首詩，指出我們可以從日常物品開始探索不尋常之處。我們談到頌歌的讚美本質。

訓練課開始時，老師帶領團體完成會談中注入階段的提問，參與成員做了筆記。雖然是訓練課，我們還是建議參與者都選擇一個生活中真實的困難，但他們決定其性質。對你來說困難是什麼？最具挑戰的是什麼？何時困難不那麼重？你做了什麼不同的事情嗎？如果困難神奇地消失了，你會怎麼做？如果困難還在，解決問題的第一步會是什麼呢？在本次會談中，你想要完成什麼？在語言與對話的情境下，我們請參與者運用想像力，為困難想一個文學性的標題。如果是一本小說的話，怎樣的書名會是有趣的？第一章的標題會是什麼？這個想像會讓困難有了不同的質地，讓個案和困難之間產生了距離。

參與者準備好自己的寫作空間後，還要帶一個日常物品，例如茶包、筆、安全別針或皮夾。接著閉上眼睛，個別在自己的寫作空間裡，探索自己帶來的物品。然後打開眼睛，收集一行一行的詩句，用詩意的方式、隱喻與節奏描述這件物品。下一步爲遠離中心化，參與者使用人物角色書寫，並直接對物品說話，或是讓物品對它自己說話，將探索的詩句變成歌頌物品。

　　史黛西寫了〈歌頌我的筆〉（Ode to My Pen），提到了對她而言，關鍵是愛上自己的詩，卽便在過程中顯得笨手笨腳。

　　史黛西讓轉化發生。這首詩有節奏性、帶著直接的口氣、結束時表示感恩。

歌頌我的筆	Ode to My Pen
你，冷靜就緒的你 完美成尖於我掌中 開啟我的靜默。	You, you with the calm readiness tapered perfectly to my hand open my silence.
我們在時空中舞著 用節奏與旋律 在線下飛翔 ……	We dance in space and time Using cadence and rhyme to fly beneath the line. ...

你，冷靜就緒的你
把我的聲音帶向世界。
謝謝你，我的朋友。

You, you with the calm readiness
Take my voice out to the world.
Thank you, my friend.

——史黛西・達林
（Stacey Dallyn 2019，
於薩斯費之課堂）

Stacey Dallyn
(2019, class in Saas Fee)

　　參與者分成小組，互相朗讀自己的頌歌，給彼此的詩進行美學分析。教師指導收穫階段，參與者三人一組練習。

　　史黛西對整個團體朗讀她的詩。她提到幾年前有位家人過世，她因為自己現在沒有繼續哀悼而感到自責。經由書寫，她讓自己被聽見。她說：「我有了自己的標記，我找到了我的聲音，我可以打開或關上。」她可以與自己和解，不用再為了享受生活而有罪惡感。她明白她擁有自己的聲音，不需要大聲喊叫才覺得被聽見，也不用麻痺自己（Dallyn 2019，個人通信）。

寫作中的取捨（writing in takes）

　　因為找不到適合的字，我們可能使詩歌的內容過多。當適合的詩句無法出現時，分次的寫可紓解挫折感。我們先寫第一個

版本，然後更多版本，一行一行地改，直到這首詩聽起來對勁為止。有時候，我們需要一些時間和距離，才能再次把詩審視一遍。

最後，我們要到達詩的核心。希爾德‧朵敏（Hilde Domin, 1999a）宣稱，要達到這目標，我們需要有自我批評的態度，一種對某些詞語做出支持和反對的決定能力。作者是創造者，同時也是見證者。她致力於經驗的真實性。到達詩的核心需要許多的放下和省略。在任何可能的情況下，朵敏希望字都能夠保持原貌。她盡量避免加上形容詞或副詞。她不想分析這個字。

當我們創作一首詩時，什麼起了作用？

詩讓我坐下。

它結束了東奔西跑、結束做這做那。
當我真的坐下來的時候，我放下事情。我平靜下來。我

在一種遠離日常生活的狀態下漂離，在這狀態下一切似乎都很重要，需立即執行。

我將注意力集中在白紙上的空白。
專心奏效，好奇與創作意念來到。
想像世界出現，小而持久的微觀世界。

我將捨我心，以喚起詩。

——瑪戈·法契斯·尼爾

　　有時候，寫詩讓我們感到無家可歸和迷失——在語言中迷失、在母語中無家可歸。然後，我們在紙上繼續我們的朝聖之旅，直到文字對我們說話、回應我們。往往，我們必須克服盲點、陳腔濫調、過度使用文字直到找到正確的字。往往，我們必須先放下不重要的一切，才能找到需要的字。

　　書寫讓我的理智一睹我思想的雜草。
　　有時我的想法在廣闊的草原奔跑，有時
　　在抓住空無，有時無聊扭擰我，
　　讓我停下來，激起我的不耐煩，而不耐煩，甚至
　　更糟的是，不斷將念頭推向前，推去哪裡？
　　我被自己求快的念頭絆倒——字詞、短語、
　　長句倒成一團。我感到拉扯、推擠、
　　刺激、麻痺、懷疑；然而無聊，像隻反舌鳥，
　　來自自四面八方的戲弄，撓我肚子，跳上跳下
　　直到我發笑：你這愚蠢的無聊，滾出我的腦海，

這一點都不好笑。

——瑪戈・法契斯・尼爾

以美學分析形塑詩

　　對個案、團體或我們自己，都可以用美學分析形塑詩。我們避免對錯好壞的批判。我們以描述的方式與詩的特質相遇，避免投射意義。為了促進這種回應方式，我們採取現象學方法，從感官經驗中具體觀察。我們關注詩的藝術作品。我們試著避免簡化或概括。我們不問自己這首詩的意義是什麼，而是問這首詩對我們做了什麼？我們也用感知互動的藝術回應來回應詩歌，包括動作、視覺藝術、音樂或詩歌的回應。

　　表達性藝術中的詩的美學分析涉及到反思的時間；我們不只專注於詩歌本身，也專注於書寫、閱讀或表演詩歌的過程。我們提出問題、促進持續的學習、形塑詩，並進一步塑造及完善這首詩。美學分析和心理分析不同。我們的目的是讓詩為自己發聲。如果我們將一首詩翻譯成為心理學的語言，我們在看著翻譯的文字時，我們就離開了詩的本身。麥克尼夫（McNiff 2014）指

出，藝術會爲自己發聲、藝術本身是激勵和說服的證據。美學分析提供了工具，旣讓藝術保持完整，又仍然有詞彙進行對話。

尼爾（Eberhart & Knill 2010）發展了分析寫作歷程並以美學看待詩歌的指南，英文縮寫爲SUPER。SU代表Surface（表面）、P代表Process（過程）、E代表Experience（經驗）、R代表Rounding up（總結）。

關於詩與詩的表面，我們可以提出以下問題：

- 這首詩有何處特別引起你的注意？
- 這首詩有何獨特之處？
- 這首詩如何構成？
- 風格是什麼？
- 如何使用文字？
- 用了什麼隱喻？效果如何？
- 節奏的品質如何？
- 如何結尾？

關於寫這首詩的過程，我們可以提出以下問題：

- 過程有何特別之處？
- 詩人有何有用的內在資源（如動機、之前的經驗、記憶或想像力）？

- 有何外在資源可以幫助寫詩的過程（如帶領者的協助、佈置、時間、四周環境、獨處或一群人）？
- 有何有益的決定、策略或直覺？
- 書寫的障礙是什麼？如何克服？

關於整體經驗，我們可以提出以下問題：

- 在身體、情緒或認知上，打動我們的是什麼？
- 有何令人驚奇之處？

關於美學分析的總結，我們可以提出以下問題：

- 這首詩有標題嗎？
- 如果這首詩會說話，會說什麼？
- 我們對意象與隱喻的回應是什麼？
- 最重要的五個字是什麼？寫一下它們如何讓你印象深刻。有些什麼聯想嗎？讓這些字彼此對話。歡迎矛盾與不確定。

這些關於詩和寫詩過程的問題，並不是規矩；它們只是舉例，並聚焦在作品、創造過程與分享，以進行有意義的反思。

收穫

　　在表達性藝術過程中，繼美學分析之後，就是學習的收穫階段（Eberhart & Knill 2010）。我們會問：對於目前的擔憂處或目標，有任何重要的學習嗎？這時通常會出現驚喜。我們經常變得更能覺察到內在與外在的資源和策略，以克服面對生活挑戰時所遇到的障礙。「收穫」一詞表示必須經過成長與成熟，才能達到會談的這個最後階段。當我們使用「收穫」的隱喻時，我們明白收穫會超越任何機械式的觀點。它通常是一個想法突然出現。

　　我們提出的問題必須保持開放，並允許各種可能的觀點。會談中，我們可能會提出看似無法回答的問題來使個案感到驚奇。在刻意的遠離中心化、放下一開始的憂慮、進入寫詩的過程之後，我們以美學分析的方式反思過程以及作品，再回頭看原本的擔憂。我們探索任何可能的連結或猜測——任何想得到的事物。

　　L正在哀悼一位好友的過世。自己的生活不再有意義，她早上很難起床。在表達性藝術詩歌的會談中，我們進行了詩的創作。她終於用母語寫了一首五行讚美詩歌。做美學分析時，她很意外地發現了詩的標題是〈我將開始這一天〉。治療師問她，在詩與哀悼之間是否有任何可能連結。她突然說：「我很孤單，但是我可以聽見我的詩的聲音。」

在表達性藝術工作中分享詩

　　寫詩之外的下一步可能是我們可以接著大聲朗讀首歌、背誦詩歌，或是用動作或音樂表演詩歌。朗讀自己寫的詩就是體現我們寫的詩的一種方式。

　　在團體中、課堂上或是對治療師朗讀一首詩時，我們經由自己的聲音聽見這首詩──這是對詩歌強烈地擁有。當我們用音樂或動作支持這首詩的時候，可以感覺非常有力量。為演出準備和呈現一首詩，就是在榮耀這首詩的重要性，也是宣稱我們自己經驗的完整性。大聲朗讀時，作者與詩歌相遇。正如遇到陌生的風景，我們要花時間認識這首詩，一個字一個字地加以解讀。經由朗讀一首詩，我們創造了彼此之間的關係。朗讀與表演詩歌時，我們回到了愛德華‧赫希（Edward Hirsch）說的參與式的詩學的想法（Hirsch 1999）。朗讀建立了作者與聽者間的橋樑，也建立了作者與詩之間的橋樑。

　　詩歌最初是用述說、唱誦、吟唱的方式呈現，直到現在仍然保有口述的傳統。世界各地的原住民都相信大聲說出口的話具有其神奇與慈悲效力。伊莉莎白‧麥金（Elizabeth McKim）是知名的傳統口述詩人。她使用重複、吟唱和節奏來編織文字的魔法。口說詩歌有種慈悲與咒語般的力量。在表達性藝術中，無論是在課堂上或團體會談中，我們經常用朗讀一首詩作為開場。當我們這樣做時，參與者常常閉上眼睛。我們請他們傾聽，讓詩歌

的文字進入心中。像是一份邀請,請他們安靜下來、專注於內心,打開學習的空間。唸完詩之後,往往會有一段靜默,房間裡的氣氛明顯不同。

在表達性藝術工作的情境下,分享一首詩和對詩作出回應都需要仔細考慮。有些詩有隱私性,不能分享。參與表達性藝術寫詩活動的人總是可以選擇不分享他們寫的詩。身為治療師、輔導員、團體帶領者或教師,我們要鼓勵學員對詩作出回應,讓學習的過程持續進行。無論來自專業人士、團體或詩人本身,快速的批判與詮釋都會打斷過程,限制了繼續進一步學習的可能性。詩人在分享一首可能還很原始、內容很私密的詩時,可能會感到脆弱。我們總是要以謹慎且敏銳的態度作出回應。

在某次詩的治療團體中,一位女性對著大家讀著自己寫的詩,她忽然哭了。她第一次明白了,她的詩在告訴她:為了活下去,她必須離開丈夫。在這種時候,團體適當的回應是支持性的沉默和聽她述說她自己的學習。

體現詩

朗讀與表演一首詩就是在體現這首詩。這和書寫一樣的重要。拿著詩走上舞台,就是為這首詩站出來、肯定它的第一步。

朗讀與演出這首詩可以協助作者發現自己寫了這首詩之後，變成了什麼樣的人。走上舞台、為我們詩中的真相站出來，需要勇氣。詩歌，勇氣的賦予者，它也要求作者與讀者要有勇氣。當我們大聲朗讀一首詩，我們創造了和詩的關係；我們也更了解這首詩，一行又一行。當我們朗讀一首詩，尤其是用心朗誦時，我們的身心都會參與。

朗讀一首詩的時候，我們體現了詩在時空上的特質。當朗讀的人體現一首詩，她的臨在與覺知都受到強化。她會失去了時間與空間感。舞台是一個神奇的地方。在舞台上，我們遇見我們的另一半，就像是月亮被遮蔽的那半面，只有走出陰影時才能發光。當我們在舞台上體現一首詩歌的時候，詩就是如此對我們造成影響。詩歌在我們的皮膚下蠕動，同時延伸我們的意識，到它的盡頭。

在居住三十年後，S和丈夫因為健康問題，決定賣掉他們的小房子。她覺得這個決定是正確而必要的。但是，這也意味著他們必須搬離朋友圈。這個令人不安的情況讓S感到極大的壓力。她情緒崩潰了。問她感覺如何時，她說到需要打包東西、打掃房子，還有處理各種文件。最後，她坐下來寫詩。朋友為他們舉辦了告別派對，她朗讀了自己寫的〈告別詩〉。她很驚訝地發現，站在朋友面前朗讀這首詩的時候，她得到了內在的寧靜。分享這首詩讓對話達到了個人的層次。

當詩人朗讀或表演一首詩的時候，會被聽見並獲得確認與回饋。對於詩人，聽到這首詩對別人造成了什麼影響，會很有幫助。建設性的、美學上的回饋可以擴展詩人自己的觀點，讓她看到新的視野。帶領者可以透過給出意感（a felt sense）與現象上的回應來開始。專業人員與個案仔細分析詩的獨特性、書寫、朗讀或演出過程，看什麼是有效的、哪些是可以發展的以及驚奇的。我們保持描述性、具體性與獨特性，以發現學習的內容。

課堂上的感知互動表達性藝術詩歌的例子

在表達性藝術課程，我們常常利用感知互動藝術與遠離中心化的結構，以及結合寫詩、讀詩、回應詩的結構。一般而言，遠離中心化的概念就是提供一個可以用許多不同方式調整的框架。將其他藝術形態與詩歌結合使用，可以豐厚提煉情緒經驗，並將經驗以文字區分開來。

以物件進行寫詩的感知互動工作

收集物件：學生收集各種日常生活物品。

敏銳度提升：學生閉眼，圍坐成一大圈，把物件傳給下一個人。眼睛保持閉著，同時探索物件的質地。

寫頌歌：學生回到自己的寫作工作室，為該物件寫一首頌

歌。頌歌可以改寫，並讓另一個人對作者朗讀。

讀詩：學生四人一組朗讀詩。每一首頌歌都被團體每位成員朗讀。

美學分析：我們會問，當你聽到自己的詩被唸出來的時候，有什麼特別的？這聆聽的經驗如何改變了你與你的詩之間的關係？你對這首詩有何願望嗎？對於這首詩，你現在看到了什麼之前沒看到的東西嗎？

運用演出民謠的感知互動工作

調頻：參與者站著圍一個圓圈，用刻板印象的動作與重複的句子，例如「我不懂。」，發展出自己的英雄或反英雄姿勢。

分享：每一位學生簡短描述他的英雄或反英雄人物，為這人物取個名字，並加上一些特徵。

寫民謠：學生根據人物發展副歌。每一位學生寫一首歌謠、一首敘事詩，裡面有個可以克服或失敗的挑戰。學生重寫自己的歌謠，以便別人能夠閱讀。

分享民謠：每一位學生由別人唸出她寫的歌謠，她則以移動來與歌謠產生共鳴。

寫詩、繪畫與舞動的感知互動工作

詩歌的感知互動遠離中心的例子，包括了結合詩歌與繪畫和舞動。這不是個範本，也不是教你怎麼按部就班；由教師與帶領

者創造自己的工作方式才是最好的方式。我們會建議大家創造自己的感知互動結構時，要記住一些基本原則。我們給一個框架、一個方向、設定限制。我們允許有時間去探索、形塑、修改。表達性藝術的結構也必須考慮到進行的空間與時間。

開場：伸展肢體、呼吸，大聲朗讀一首詩。

注入：學生反思並寫下擔憂，或許是寫作上的擔憂、生活上的擔憂或是某個問題。可以和夥伴分享，也可以保持隱私。

以繪畫遠離中心化：每位學生透過一張或幾張大張的紙在已經用塑膠布覆蓋的牆上創造一個個人的繪畫工作室。我們收集畫筆、顏料、水，透過嘗試使用顏料和畫筆，來為媒材暖身。我們開始移動。學生用兩支畫筆，在自己的畫紙前面移動。他們讓畫筆在紙上延續肢體的舞動。他們繼續這樣畫大約一小時。有需要的時候可以拿更多材料。我們清潔、收起所有材料，把畫作留在牆上。

創造標題：學生為這幅畫創造標題，並將標題和畫家的名字寫下來，貼在畫作旁。

以舞動作出回應：兩人一組，學生舞動身體，對自己的畫作出回應。目的不是說明這張畫，而是對顏色、形狀和線條作出回應。畫家對自己的畫作舞動兩三分鐘，然後她的夥伴對這張畫舞動，做出回應。之後兩個人對換角色。

留下信件：學生對每一幅畫留一封「信」。每一位參與者為每一張畫在小紙條上寫下自發的文字或短句，作為禮物。不需

要是完整的句子。寫下這張畫啟發的簡單文字或短句即可。這階段視團體的大小而定，可能需要不少的時間。

創造詩：學生收集並閱讀別人對他的畫寫的文字。用這些字，或許用他自己寫的標題，以及他選擇的其他文字，用詩的形式對自己的畫作出回應。

分享詩：每一位學生站在畫的面前，朗讀自己的詩。學生對彼此做出美學回應。

美學分析與收穫：學生反思、書寫，然後兩兩一組，分享自己學到了什麼，尤其是對現有的議題、問題或目標提供洞見的學習。

結論

本章中，我們提供了在表達性藝術的情境下運用詩的實務方法。本章一開始，我們提醒大家，表達性藝術專業人員的臨在的重要性。我們討論了寫詩的創意方式，也談到如何用美學分析來形塑一首詩、如何編輯修改、對詩作出回應。我們建議收穫新的學習的方式，並在尊重詩也尊重詩人的前提之下，如何對詩作出回應。我們提供了在團體使用詩的例子。

第 **4** 章

詩歌與復原力 「儘管如此……」概念⋯

Poetry and Resilience,
Nevertheless

本章中，我們將詩歌視爲一種復原的力量，也強調知名德國哲學家兼詩人希爾德・朵敏（Hilde Domin, 1909-2006）的詩。朵敏是本書主要的靈感來源。朵敏讓我們看到了用詩進行救援、和解、解放的可能性，特別是流亡造成的創傷復原。朵敏是第二次世界大戰戰後的猶太詩人與哲學家。她是二十世紀最重要的德語詩人。她活到九十六歲，直到人生盡頭都是很活躍的詩人。隨著納粹德國益發廣泛的反猶主義，朵敏於一九三二年和當時的朋友、後來的丈夫爾文・華特・龐姆（Erwin Walter Palm）一起移民多明尼加共和國。一九五四年，在流亡二十二年之後，朵敏從聖多明哥（Santo Domingo）搬回因戰爭發生許多變化的德國。

我們將朵敏對信任、語言、矛盾和復原力在詩歌及生活中的重要觀點與表達性藝術工作遠離中心化的實踐聯繫起來。她的詩歌哲學是基於她「儘管如此」（nevertheless）的概念（1999a），也就是說，儘管發生了困難的事情，我們還是可以存活下來。生活將會繼續；復原力是站起來、與挑戰和解、重新塑造、從困境中修復的能力。

詩人能夠把駭人事物和對駭人事物的宣泄抒發結合在一起。在給詩人內莉・薩克斯（Nelly Sachs）的一封公開信中，朵敏（1998）比較了詩歌與鐘聲。

> 詩歌就像響亮的鐘聲：讓每個人都聽見……事實，詩不只是在反對什麼，反對的同時，更多的是在支持什麼：對幫手的

祈求，一起接受無形的事物，這就是淨化：相信人類……詩
呼喚著每個人的純真、呼喚著人類最美善的一面：做自己的
自由。

（Domin 1998, p.175，法契斯‧尼爾翻譯）

朵敏與復原力

是什麼力量讓朵敏可以與迫害她的種族、把他們關進集中營
屠殺的國家和解？她如何在流亡多年之後回到這個國家，說著兇
手的語言？有著類似命運的人，如何用不同的方式存活下來？朵
敏和薩克斯都是詩人、都流亡多年，也都從大屠殺之中存活了下
來。薩克斯無法回到德國，但朵敏回去了，以一種回家的態度回
到文字的母國，在這裡，沒有人會被驅逐出境。薩克斯在危機的
狀態痛苦了好幾年，害怕納粹會來抓她（Domin 1998）。是什麼
讓朵敏能夠與祖國和解，並活在原本為了存活而出走的祖國？她
談到了「基本信任」（Urvertrauen），這是一種從她父母那裡得到
的基本信任感（Domin 1998）。

健康促進論（salutogenesisw）是美國醫學社會學者阿隆‧
安東諾夫斯基（Aaron Antonovsky 1979, 1996）發展的概念。他

很關注健康與疾病之間的關係，特別是壓力與應對之間的關係。健康促進論問的是什麼支持人類的健康與幸福，而不是專注於病因。以安東諾夫斯基健康促進論的角度來看復原力，我們可以說朵敏發展出了一種和諧感（a sense of coherence），即生命是可以理解的、可以管理的和有意義的感知。用她的隱喻來說，她就是大鳥翅膀上的小鳥，接受大家的協助，也經由詩歌獲得協助。同時，她也是大鳥，翅膀上載著小鳥。她身為詩人、妻子和教師，既握持別人，也獲得握持。

　　回到德國之後，朵敏舉辦朗讀會和演講。她說她是以**呼籲者**的身份回去（Domin 1992），為自己的信念站出來。即使時機不對，她也會堅持自己的政治立場。她為詩歌辯護，反對那些想要廢除詩歌的人。她追隨她的召喚，成為呼籲者。她經由自己主張「儘管如此」的詩做出呼籲。儘管有大屠殺，人類還是有第二次的機會。不是閉上眼睛否認發生了什麼，而是無懼地命名（naming）和懇求。

　　儘管如此，樹仍開花。

（Domin 1999b, p.10，法契斯‧尼爾翻譯）

儘管如此，我們人類有能力採取人道行動，愛人如愛己。朵敏沒有失去對人的信任，但是她必需努力地重新建立這個信任。

重建信任

一九六〇年，朵敏結束流亡，回到德國海德堡（Heidelberg）之後不久，寫了一系列的詩，叫做〈鼓勵之歌〉（Songs of Encouragement, 1997）。她說，信任是最困難的字母，並說：「信任：……只要我們還在呼吸，每一天，我們每個人需要重新拼出這個困難的ＡＢＣ。它是呼吸本身。」（Domin 1998, p.166，法契斯·尼爾翻譯）她選擇用詩歌作為鼓勵與重建信任的工具，而不是培養仇恨與復仇。她的人生為流亡的經歷所標誌著，然而，她想要將流亡視為人類的基本存在狀態（Domin 1999）。對我們所有人而言，其中的啟示是什麼？

朵敏更進一步認為我們都生活在難民的世紀（Domin 1999a）。這一點在二十一世紀比二十世紀更為重要。今天，大自然的災難、暴力、戰爭或貧窮迫使許多人離開家園。許多人在尋找一個家——實體的家以及內在的家。當人們遇到震撼的經驗時，我們被拋出了尋常例行事務的軌道。我們失去了常規、我們的歸屬感受到危害。我們失去自己，也失去了信任自己、信任他人的能力。

重建一個家包含了重建外在與內在的家。朵敏在她的詩〈懇求〉（Plead）中清楚表示，失去自己是找到自己的先決條件（1999b, p.11，法契斯‧尼爾翻譯）。這首詩歌承認「我們浸泡」、「被洪水沖刷」、「浸透了心的肌膚」。我們無法待在「哭泣邊緣」乾涸的那邊，但是我們可以懇求、懇求離開洪水；受傷的同時也獲得重建，「朝向新的自我解放。」

> 即使我們不能幸免，但我們可以懇求，
> 讓詩歌為我們懇求，
> 讓我們以詩歌懇求。
> 我們確實受傷，我們確實復原。
>
> 此中有療癒，此中有解放，
> 此中我們接近形塑我們的。
> 我們正是如此成為自己。

──瑪戈‧法契斯‧尼爾

　　我們能夠懇求和平，「讓白鴿帶來橄欖枝」（Domin 1999b, p.11）。

家就是我們可以死去的地方

　　朵敏認為自己是返鄉詩人（Domin 1992）。即使她被迫流亡才能活命，她的詩卻充滿對人性、和平與公義無法動搖的信念。她的詩也談到失去。發生大謀殺的國度如何還能稱為她的家？在朵敏的經驗中，從流亡回到家鄉的過程才造成了創傷，而不是逃亡本身。她於一九三二年，戰爭發生的七年前，離開德國。她很年輕，很想探索世界。她回去的時候，面對的是在戰爭中嚴重創傷的祖國。她描述創傷是一種很基本的經驗：「家不應該像腰痛或牙疼一樣地傷害你，家就應該在那裡，你甚至不會意識到它的存在。」（Domin 1992, p.206，法契斯・尼爾翻譯）朵敏問她自己：「我還想死後被葬在德國嗎？我變得沒有安全感。」（Domin 1998, p.165）她花了二十年的時間面對這一切，並與之和解。最後，在一九九二年，她決定了，她想被葬在德國。她要在自己的墓碑上寫著：「我們將一腳騰空，讓它撐著。」（Domin 1998, p. 165，法契斯・尼爾翻譯）

　　在她的一生中，朵敏多次被迫將一隻腳騰空。第一次是她與之後的丈夫爾文・華特・龐姆（Erwin Walter Palm）一起移民義大利，然後又移民英國，再搬到聖多明哥。她不知道在提供庇護的國家等待她的將會是什麼。當她回到德國海德堡，面對的是被戰爭破壞、讓她覺得陌生的國家。有一些讀者請她隱藏自己是猶太人的身份。他們勸她不必忍受這劣勢，因為她的詩反映了任何

被驅除者的命運。

　　戰爭結束時，她首次看到了集中營的照片。最可怕的就是那些成堆的屍體。「所有那些無助的屍體，像是倉庫裡扭曲的娃娃般，堆得高高的。」（Domin 1998, p.167，法契斯・尼爾翻譯）她只要再看到裸露的人體，尤其是睡著的人體，都會感到恐懼。在她眼中，任何人躺下來都像是屍體（Domin 1998）。

　　一九五九年，朵敏出版了她的第一本詩集《只有一朵玫瑰的支撐》（Only a Rose for Support），裡面的第一首詩〈流轉風光〉（Passing Landscape）談到能夠離開、放下、不是緊緊抓住，是至關重要的能力（Domin,1992）。她將離開描述為離開的能力，但此能力卻又很矛盾地像大樹一般，扎根在大地之上。她強調的是離開，而不是逃離。離開帶著堅定的意味，好像景象改變了，而我們仍然扎根大地。當我們站立不動，任由風景流轉，離開在某個時刻便成了抵達。觀點發生轉變。朵敏將這個新的觀點稱之為第二天堂。第二天堂是一個視野、一個希望——抵達的希望、希望在此生活，而不是尋找（Domin 2006）。

人生課題

　　詩歌可以承載很多。在真實生活中難以承受的事物，可以用詩歌來承載。詩歌可以拯救我們免於陷入麻木和無助地轉向內

心。生命中的大事起初讓我們難以言語，例如當我們面對災難、得到很糟糕的診斷或心愛的人過世時。母親過世時，朵敏體驗了深刻的存在危機。她甚至有自殺的念頭。這時她開始寫詩歌。她說，這個解放的行動救了她一命（Domin 1998）。

她的詩〈課〉（Lesson）是一個強有力的例子，寫的是當有人過世時，安撫的話。我們哀悼某人的過世，但是我們也從中學到一課。這一課即為解放。親密的人過世，我們可能感到失落與哀悼。但是〈課〉傳達了我們從中也有所得：我獲得人生的一課。這首詩告訴我們，每個人的過世都可以教我們一些關於我們自己的事情。「他們只死一次，之後再也不會死。」這提醒了我們，我的死亡或你的死亡可能就是下一課。「這堂課如此明亮、如此鮮明，使我們視線變得黯淡。」（Domin 1959, p.79，法契斯·尼爾翻譯）死亡是對和解的終極呼喚。誰不希望自己死的時候感到安寧呢？我們努力活得安寧，也死得安寧。

隨著我們變老，我們被呼籲要過得有覺知、活得喜悅，與自己和解、與世界和解。有了這個期待，我們又給了自己更多壓力，好像年老帶來的大小疼痛、健康問題、退休、生活的轉換還不夠似的。當恐懼，存活的恐懼或恐慌籠罩著我們──這可能發生──我們當下不知道如何解決，而且若是知道也就不需要害怕了。這時，我們只能希望下一刻到來（這個時刻確實會到來），去做能夠讓我們從恐懼解放出來的事情。恐懼與未知總是會一起出現。我們總是害怕，因為我們不知道──無法事先知道。我們能

夠做的是找到方法，無懼地與未知共處。用朵敏的來說，就是把「腳騰空」，並撐著（Domin 1998, p.165，法契斯‧尼爾翻譯）。

> 這我們明白——我們需要踏出一步，而且我
> 們可以信任它。
> 這我們明白——這是我們所能知道和需要知
> 道的。
> 寫詩作為一種解放行動，從這裡開始——
> 拯救未知的生命。傾聽
> 未知的呼喚，首先，把書寫的手
> 放在紙上。

> ——瑪戈‧法契斯‧尼爾

　　寫詩讓作者時時刻刻面對未知。一個字又一個字地、一行又一行地，我們把自己寫進去、寫出來。當我們把書寫之手騰空並握持時，透過每一行的握持，我們與未知的恐懼和解。透過將自己暴露於詩歌的書寫中，我們勇於召喚未知就像我們不知道書寫將為我們揭露什麼。我們有意識地願意進入未知的領域，克服自己可能有的恐懼。我們不需要深入探討關於死亡與臨終的終極問題。面對困境主要意味著面對未知。當我們有了一個想法，儘管一開始可能只是模糊的預感，像空氣一般似乎沒有什麼可握持，

只有我們的氣息——呼吸著未知，與純眞且承接的白紙一起呼吸。寫詩時，我們學著被握持在未知之中。一行又一行，詩持續著。

語言：終極庇護

　　朵敏的第一本詩集《只有一朵玫瑰的支撐》出版時，她四十七歲。詩集一開頭就引述了洛佩‧德‧維加（Lope de Vega）的句子「在地球上，我遺失的步伐……」朵敏叛逆地回答：「我將腳騰空，讓它撐著。」（Domin1992, p.222，法契斯‧尼爾翻譯）二者都是很強有力的「儘管如此」宣言。看似不可能的在想像中成爲可能：玫瑰仍可作爲支持，僅管玫瑰的刺可以刺傷握著玫瑰的手。雖然玫瑰不是強壯、足以倚靠的大樹，仍然可以是一種支持。玫瑰擁有令人著迷的香氣，可以寵溺我們的感官。在情人節，我們送玫瑰給所愛的人。玫瑰象徵愛你看，我到你身邊，因爲你被愛。儘管如此……，但是有愛，給你的愛。以玫瑰作爲支持的意象表示儘管玫瑰很小，但確實是一個具體的支持。在第二個意象中，我們發現除了純淨的空氣外，我們找不到任何的具體物質作爲支持。在多明尼加的流亡歲月中，大家都說西班牙語，德語就像朶玫瑰支持著她（Domin 1998）。

　　雖然朵敏在流亡時期無法回到祖國，她總是可以回到母語，

和丈夫說著自己的語言。我們對週遭一切都可能感到很陌生，但是我們仍然可以在母語中找到家的感覺。儘管如此，沒有人能夠拿走我們的語言。語言是我們的終極庇護。語言永遠和我們在一起（Domin 1993）。她的母語，德語，是她在自己家裡用的語言，同時也是迫害者的語言。

儘管如此……

　　儘管如此的概念也是表達性藝術遠離中心的基本概念。

　　儘管如此的同義詞包括：雖然這樣、即便如此、即使、然而、但是、仍然、雖然。我們也可以說「儘管如此，還是有道理」朵敏的詩學與詩以一種一致的、具體的理解圍繞著「儘管如此」的現象。回顧作為一個「儘管如此」的人，她在一次受訪中說：「我有過艱困的時刻，但無論如何，我還是想要在我的人生中，愛我能夠愛的。我是說，你總是要感恩奇蹟可能發生。儘管如此……，奇蹟還是會發生了。」（Bassler 2008，法契斯·尼爾翻譯）

　　儘管如此的態度需要我們以開放的心態看到事物的兩個面向，甚至環顧四周。我們人類傾向偏向一面——正當的一面。儘管如此的態度要我們在一開始的時候就面對並指出我們可能害怕的事物，才能看到是什麼讓我們不想面對、想要閉上眼睛的

事物：黑暗面、痛苦、絕望、不公義。正如朵敏（1999b）說：
「我們浸在洪水中，被洪水沖刷」──一相情願地想要保持完
整，「這一點好處都沒有」（p.11，法契斯‧尼爾翻譯）。

　　身為「儘管如此……」概念的創作者，我們需要勇於承
認，正如朵敏的詩〈懇求〉裡說的，我們無法保持完整，我
們無法待在「哭泣邊緣的這一邊」，我們無法「讓春天持續盛
開」，這樣的渴望「無濟於事」（Domin 1999b, p.11，法契斯‧尼
爾翻譯）。這是生命教我們的艱困的一課，真實的一課。一旦完
成了這個第一步，承認無法做的是什麼，詩就可以協助作者繼續
往前了。一方呼喚著另一方。詩強迫我們找到語言上明智的解決
方法。這確實是一種解放。一旦我們開始，詩就會協助我們修
通。作者一方面能夠寫出沒有幫助的作法，儘管如此，他還是可
以寫出有幫助的作法，並探索詩歌所建議的。

尋找悖論

　　身為人類，有時候發現我們自己陷於死胡同──卡住了，
不知道如何繼續下去，覺得走投無路。朵敏提醒我們，我們不能
倖免。我們可能不得不面對疾病、失去所愛的人、遇到大災難或
是生存的威脅，例如地球暖化、空氣污染、暴力、戰爭。當我們
的理性邏輯來到了死胡同時、當理性陷於懷疑時，儘管如此，我

們仍然可以改變觀點。與其徒勞地嘗試直接地思考，我們可以進行悖論式的思考，也就是用我們想像的邏輯。朵敏認為悖論是核心。我們還記得悖論的詩句：「我將腳騰空並撐著。」以類似的方式，這悖論也在標題「只有一朵玫瑰的支撐」的詩集中閃現著。悖論作為天賦發生在作家的身上。我們無法計畫悖論的發生；悖論揭露了意料之外的對立觀點。意料之外的觀點可以削弱一般的觀點。悖論超越了所有的意識形態（Domin 1993）。

和表達性藝術工作時，我們關注的是遠離中心的悖論。以遠離中心化的方式面對問題，我們矛盾地開立了進入另一個困境的藥方，但是透過可行的方式進行。我們以藝術創作的挑戰取代問題，例如寫一首詩。問題、擔憂、要求或悲慘的困境總是以過多或過少的僵硬態度來辨別區分。因此，我們的目標是暫時離開問題、進入詩歌創作的藝術活動，以擴展玩性的範圍，並改變觀點。

經由寫詩和解

生而為人。我們都會失敗。我們會嫉妒、貪婪、自私或刻薄。通常，我們的良心會告訴我們做錯了什麼。然而，我們無法消除不公義或傷害我們的事情。我們能做的是原諒——原諒我們自己，原諒別人。這和用字遣詞、述說、以語言採取行動有關。

朵敏說：「不要繁衍仇恨。」（1993, p.254，法契斯‧尼爾翻譯）她強調，無論發生了什麼，她感恩幫助她的人。朵敏出生時的名字是賀德佳‧路文斯坦（Hildegard Löwenstein），後來取了筆名賀德‧朵敏（Hilde Domin）以示對於庇護她的城市聖多明哥的感激。用這個新的名字，她開始了身為詩人的新生活。

朵敏問在這麼多的失望、失去人性之後，還剩下什麼。當人類在軍事上的傲慢行動毀滅烏托邦之後，還剩下什麼？她不建議大家退縮到自己的世界裡或更好的人的想法。她呼籲大家停止狂妄自大、停止殺戮。她呼籲更謙卑、更無所保留的解放，這包括放棄自己的優勢特權。她也瞭解，如果我們將人分類，認為哪些人信仰純正，哪些人是異類、不應該存在、劣等人、沒有尊嚴，我們便將陷入人類的存在危機。她很清楚，任何的二分法都不合乎人性（Domin 1992）。

詩歌如何促成和解？詩歌不允許批判性的區分。詩歌要求詩人不偏袒任何一方、不忽視任何一方、不美化一方或醜化另一方。

因為詩歌是訴說、是懇求、是呼喚。
詩歌引出許多意義，許多觀點。
詩歌以「還有什麼？」取代分裂的「但是」。

——瑪戈‧法契斯‧尼爾

朵敏以呼籲者而非控訴者的身分從流放回歸。她呼籲「拯救我們」（salva nos）。「拯救我們」相信語言的拯救力量。我們可以呼喚、我們可以命名、我們可以馴服無法馴服的——只要我們還有心跳（Domin 1996）。如果我們可以在一次心跳之間呼喚、命名、馴服的話，我們就可以有在另一次的心跳中這樣做。顯然，當我們能夠呼喚——呼喚救援——我就承認了自己有此需要。對於任何療癒，第一步就是承認我們有需要。呼喚「拯救我們」的能力，意味著這個人可以安然處於他所處的當下。呼喚就是一種賦權。呼喚者與呼喚本身彼此安然相處。呼喚讓我們準備好，迎接下一步的接受行動。

　　別怕，花朵隨你身後盛放。

　　　　　　　　　　　（Domin 1996, p.58，法契斯·尼爾翻譯）

　　「儘管如此」的希望之聲是鼓勵的聲音。別怕。我們爲何不需要怕？無論如何，春天——一個盛開的世界——每年都會回來。如果外面是春天了，內在的春天也會存在。我們留下來的一切都受到春天的影響、都在開花了。大自然既無情且慈悲。

　　與自己的命運採和解的態度需要勇氣，需要我們往前看而不是充滿懊悔地回顧過往。無論如何，未來仍然將會跟在我們身

後，引導我們。

《儘管如此，樹依然綻放》（*The Tree Blooms Nevertheless, 1999b*）是朵敏的最後一本詩集。本書出版時她已經八十九歲，之後又活了七年。在〈懇求〉（Appeal）一詩中，她的呼喚更強了。她呼籲大家不要讓地球小火慢燒，呼籲大家積極參與、好好活到最後一刻，否則等於沒有活過。她提醒我們，不要讓我們自己熄滅。她呼籲我們當一個「燃燒的火炬」。只要我們不斷燃燒，溫度就會一直上升（Domin 1999b, p.57，法契斯・尼爾翻譯）。這個懇求來自一位差點被滅絕的女人口中。她知道她自己為何奮鬥：這個我們必須和平相處的唯一人生。

受到朵敏啟發的詩歌例子

表達性藝術之詩，關於呼喚與合作

二〇一八國際表達性藝術春季研討會（International Expressive Arts Spring Symposium）在柏林舉行，活動包括了參觀猶太博物館（Jewish Musem）與歐洲猶太人犧牲紀念館（Memorial to the Murdered Jews of Europe）。二者都是強烈、很有影響力的經驗。參觀之前，參與者受到瑪戈・法契斯・尼爾關於朵敏的演講、朵敏的詩以及朵敏的「儘管如此」哲學啟發。在工作坊裡，我們用這些經驗作為寫詩的啟發。一開始，我們移

動身體、用陶土創作、讚揚詩歌如何以身體與呼吸，以及眞實地手握泥土而開始。

朵敏主張，詩人要有勇氣訴說、命名、呼喚所需要的，然後我們對此做出回應，創造了一個結構來共同產生呼喚的詩歌。在團體中，我們提出當代難以描述的艱深詞彙，例如仇恨、戰爭、分離和謀殺。然後我們提出儘管如此的詞彙，呼喚當代需要的詞彙，例如信任、希望、勇氣、開放。我們試著在嘴裡、心裡和腦子裡嘗試這些字彙。我們談到詩歌裡凝結與強烈的力量，特別是隱喻的力量，正如朵敏一樣，她用獨角獸描述喜悅、用向日葵描述心。我們談到詩歌可以表達、握持、轉換經驗的力量，我們擁抱「詩可以用來分享我們共同人性」的可能。我們邀請參與者分別創作一首小詩，然後兩兩一組，彼此分享自己的作品。之後，四、五個人一組，一起創作詩，分享給整個團體。

這些詩非常淒美、痛苦，但也是充滿了希望的呼喚。以下便是工作坊裡各組一起創作的集體詩作。

第一組

新春破曉
放下自我的黑色禁錮
破碎世界的
顫抖

呼喚著愛
打開你心
勿放棄希望
等待水仙花
從雪中萌發

第二組

回家
這是你的庇護所
那裡光影交融
每次呼吸，我們死去
我們重生
門未打開
門未關上
希望像鳥聲墜下
落入我張開的手掌

第三組

儘管如此，終於春天
光來了
走出陰影

我的內在風景發生變化

我再度感到自由

我走在彩虹上

隨著每種顏色

我心敞開

唱那不可能的

　　這些都是希望、呼喚與轉化的詞句。這些參與國際研討會一起創作的參與者，只有少數幾人的母語是英語。

表達性藝術的儘管如此之詩

　　在二〇一八年研討會的另一場工作坊中，我們沿用了朵敏的「儘管如此」哲學。我們詩意地介紹這個主題。朵敏說沒人例外，我們是一體的，都會「被洪水沖刷」（1999b, p.11，法契斯・尼爾翻譯）。有時候，我們可能對自己的命運感到非常滿意，其他時候則可能充滿掙扎。然而，我們可以經由寫詩練習儘管如此的態度——不放棄，而是隱喻地「向奇蹟伸出我們的手」（Domin 1996, p.61，法契斯・尼爾翻譯）。

　　在工作坊裡，我們從環境視覺符號開始以感知互動的方式工作。參與者被邀請伸出雙手，描述他們在不用尋找的情況下隨處可以看見的東西，例如屋頂的煙囪、樹枝上的鳥、牆上的一束陽光。參與者用短短的幾句詩，描繪「落入手中」的事物，然後

用雕刻工具在橡膠板上面，刻出象徵性的簡易圖案。我們示範如何做單色或雙色版畫。我們給了參與者一個框架，讓他們從視覺藝術進入寫詩：以消極句開始，例如「別感到疲憊」，然後寫出儘管如此的詩句。

當我們從消極句開始，會讓人接下來很自然地採用積極的詩句。最後，每個人做一本風琴筆記本（leporello），一本像手風琴一樣，可以拉開的小書，裡面印上他的版畫與儘管如此的詩。分組之後，大家練習簡短的詩歌演出。我們展出大家的風琴筆記本，讓所有人參觀他人的感知互動展出，聽或看他的儘管如此的詩，以及他的視覺藝術作品。

表達性藝術的和解詩

專業人員也是人，也有人的需求。這句話可能聽起來很不起眼，但是實際運作時，我們身為專業人員必須以身作則。在身、心與情緒上，我們都需要照顧自己。我們的工作會影響我們，我們也不能期待尋求協助的人滿足我們的需求。我們需要時間消化會談的內容、整理、重建希望、與我們的表達性藝術工作和睦相處，即使我們未能達到最佳結果、未能滿足所有的期待。

保有一本個人詩集可以是種謙虛、靜默的自我照護行為，也是與現在的碎片與鬆散之處和解的方法。《調味人生》（*Seasoning Life,* Fuchs 1996）就是一本收集了各種反思的詩集。我（瑪戈）在每次會談之後，會坐下來畫素描、玩幾個字，直到有意義

的詩句出現。雖然剛剛的會談記憶猶新，我只把這個經驗當作起點，然後放下它，專心為冒出來的詩服務。我一直這樣做，直到我跟剛才發生的事情取得和解。和解就是接受現實，而不是依據可以做得更好的想法來判斷。我讓自己達到一個對於不完整覺得完整的境地。只要我們持續工作，總是一定有遺漏或是可以補充的事情，或是我們可以用和解的角度回頭看，然後發現總是還有一些事物正在路上。

詩可能對作者與讀者產生長期的具體影響，也可能不會有影響。當然，詩歌可以有祈禱的功能。在詩歌的祈禱中，其他都不重要。這就是和解——完全處於當下，沒有任何擔憂。

> 需要
> 一些力量
> 來表現
> 我的脆弱
> 需要
> 一些脆弱
> 總是表現力量

——瑪戈·法契斯（1996, p.57）

我們如何和解？

我有活出最充實的人生嗎？

我是我想成為的那夠好的人嗎？

這些問題有時會浮現，尤其是我們過生日、過新年、收到訃文、發現親近的人生病的時候——當我們明白自己活著的日子有限、我們只能活一次、人就只有這一生的時候。人生要求我們擁有和解的能力，一次又一次，和自己的缺點和解、衝突之後回到真正的愛、重建信念、懷疑之後重建信任、爭執之後重建尊重、將懊悔轉變成接受、讓嚴厲轉變成溫柔、在困境中擁抱命運、遇惡仍然相信善、在破壞性的力量之前仍然信任人性的良善、雖然生病仍然重建復原的希望。朵敏的人生與作品啟發了我們以儘管如此的態度來面對人生困境，也讓我們看到詩歌可以如何幫助我們的例子。

結論

本章中，我們簡要探索了德國詩人兼哲學家希爾德‧朵敏的人生與創作。朵敏為我們儘管面對人生困境，卻仍然存活的能力帶來了啟發，並用詩作為特別重要的資源。她啟發了生存與和解的疑問。她對詩與人生的想法於表達性藝術工作與具復原力的生活上有深刻的共鳴。

第 5 章

詩歌與學習的目的論

Poetry and the
Teleology
of Learning

詩：

賦予日常生活夢想──超越了我們受時間限制的侷限。

（Fuchs Knill 2017, p.32）

• ◆ •

本章中，我們將呈現在寫詩的學習中，目的論或未來取向的一面。學習就是獲得技巧與知識的能力，以掌控我們無法預知的未來。我們會示範寫詩本身就是未來取向的行為。詩總是在呼喚著下一步。我們將探討在表達性藝術中以詩進行工作，可以如何加強驚奇與驚嘆感。二者都會觸動對於理解的好奇，是進一步學習的基礎。當我們處在驚奇的狀態，我們是開放和好奇的，因此樂於學習。

在寫詩與從書寫和閱讀的學習過程中，我們無法預測結果。但是我們可以倚賴賦予的本質（intrinsic givens）。起點會呼喚中段，然後會呼喚結尾。第一行需要第二行。提出問題的詩句需要提供答案的詩句。有節奏的詩句需要另一個節奏。否定的詩句需要用肯定的詩句抵消。某種節奏的開頭需要持續下去。第一句疊句需要重複。當我們注意自己如何憑著直覺開始一首詩，就學會了如何繼續。我們著眼於寫詩歌的過程與作品中固有的資源。

使用表達性藝術詩歌工作實際上教會了我們目的論的方法。

一旦作者決定如何開始，並將頭幾個字寫在紙上時，這些字就會繼續。正如作者對詩歌的承諾一樣，藝術的展現工作也有其賦予的本質。正在演變的事物有自己的動力。隨著紙上每個新字，我們同時加以成形和變形；揭露與隱藏彼此互動。詩歌的行動在形成之前是不成形的過程，直到它被成形。如果我們過於用力地尋找，就會對眼前的事物視而不見。給予和接納是偶然性的行爲。

然後詩人們

在第八天，詩人們來到
安靜漫步而大為驚奇
在清新的花園中
每個角落都有驚喜。

他們第一句話關於鳥
在空中誕生
詩人無法到達
除非在想像中。

然後是長頸鹿，它的脖子
被陶藝家的手拉長，
遠遠高於詩人們

和他們的筆記本。

從何著手？今日猶新
正如詩人們般
他們未上過學
未學過詩歌的規則。

所以他們只是開始於
寫幾個字，關於他們所見
動物、腳步、驚喜
以及頁面上成形的文字。

第九天，詩人們散去
往地球各處（地球不是平的）
發現自己也能快速飛往
巴黎、芝加哥、曼谷。

現在他們寫了一整天
透過窗子看
把玩文字與智慧
（那不只是押韻。）

詩人們來到地球

他們以先知眼光書寫

告訴我們那不斷擴大的裂縫

在地球的地殼上。

—— 莉茲・坎漢姆（Liz Canham）

遇見他者

有時候，生活教了我們一課。這些時刻可能並不愉快，還強迫我們重新學習我們以為自己已經知道的事情。在表達性藝術的詩中，我們也想進入因好奇與渴望理解所帶來的學習。這個學習不是來自失敗，而是被驚奇激發出的。寫詩以及朗讀自己的詩，可能是很奇妙的、新的經驗。詩人做了平常不會做的事情、不同尋常的事情。這個過程可能造成不悅、迷惑、驚嚇、達到高潮，使得詩人感到好奇、驚奇，想知道這是如何發生的。

我們可以從藝術作品以及創作過程中學習。在表達性藝術工作中寫詩的情境下，我們談的不是寫詩技巧或百科全書般的知識。經由寫詩，我們學習因應的技巧、具復原力、社會能力、自我照顧、復原、如何解決問題與如何管理改變。學習總是關於我們和什麼學習，為了什麼學習——和某人或和某件事情學習，為

了某件事情或某個人學習。學習發生在關係的情境下。在表達性藝術詩歌的情境下，學習發生於引導者、個案／作者，以及詩歌過程與作品三角一體（the triad）的關係中。這種從關係中進行的學習包括了藝術；這和一般的口語會談不同，也和從另一個人的關係中學習不同。詩歌是另一種型態。這種學習既親近、熟悉，同時它的語言又令人震驚、感到陌生。和詩工作的時候，我們對「他者」（otherness）感到興趣。這個「他者」不說一般的語言，一開始可能讓我們感到不舒適，或是無語。我們可能掙扎，因為我們無法理解，然後我們學著和它建立關係。

經由藝術，人類能夠創造「他者」。我們創造了我們自己無法完全了解的他者，它的存在和我們不同。我們創造了一個說著靈魂的語言的存在，例如巴哈的和弦，或能夠讓我們流淚的詩，例如里爾克（R. M. Rilke）既精確又溫柔的詩。詩不是我們的延伸。詩是能建立關係的他者。詩不會告訴我們已知的事物，而是告訴我們未知的事物。詩歌協助我們邁出學習的一步。

經由詩而體驗到他者的概念教導我們以美學的方式承認差異。我們可能學習到包容，並以開放的觀點看待自己以及世界。作者藉由接納詩的他者，不告訴我們詩的意義何在（從作者有限的角度）。

信條

我相信這個字

阿們

灌輸「就這樣」之意──

我重複其字母、其聲調，

因那無可言喻的他者總是

在我們前頭。

　　　──瑪戈・法契斯・尼爾

「成為」的存在

　　有些心理治療方法非常強調過去。他們強調過往未曾解決的
議題會模糊我們對未來的觀點，可能成為往前走的障礙。因此，
我們應該解決這些尚未解決的議題，從現在及未來獲得自由與解
脫。感知互動表達性藝術則特別強調現象學──我們和顯現出來
的一起工作，包括創作過程、藝術作品和作品揭露的一切。大
自然有許多不同的時機。〈萌芽〉（It Buds）一詩（Domin 1996,
p.60）淒美地描述了這個現象。過去已經包含了未來。葉子之下
有了新芽，我們稱之為秋天。

　　和藝術工作，尤其是與詩工作，教會了我們如何以非時間順

序的方式看待時間，讓我們有了非比尋常的時間體驗。詩找到了我，而非我必須尋找它。創作一首詩不是往前尋找它。正在成形的詩看著我們，需要我們協助才能被認可。當我們創作一首詩，未來就已經存在其中了。作者可能覺得什麼都沒有發生，但是她可以信任、倚賴詩成形的目的論本質。詩知道如何為結束而努力。作者需要信任這個過程（McNiff 1998b）。

詩的目的論概念，或是任何藝術工作的目的論概念，都會影響創作與詮釋的取向。詩會自己成形，即使詩需要作者的協助才能誕生。因此，詩的存在很神祕。我們只能接近這首詩，但是無法完全掌握它。這之中也有一些陌生感，好像詩是獨立於我們之外的他者。正是這個神祕的他者對我們說話，使我們困惑。

詩的回應

每首詩都有個聲音，
我們聲音之外的聲音。
我們不能視為理所當然的聲音。
呼喚與禁止的聲音，
讚美與哀悼。

詩的聲音
耳語、大聲說、吟唱，

朗讀、說唱或懇求。

重要而又半透明，
刺激感官而又無從掌握的
世俗而又迷人的領域。

為了詩而讀詩，
重複朗誦，體現它。

詩借給你它另一個聲音
去找到你自己的聲音，你自己
的另一個聲音。

——瑪戈·法契斯·尼爾

詩與神祕

　　朵敏（1992）很詩意地讓我們明白，最具挑戰性的道路必須
獨自行走，但是「如果你走了很久，奇蹟就不遠了……因為如
果沒有恩典，我們將無法存活。」（p.60，法契斯·尼爾翻譯）
　　如果沒有神祕的恩典，我們的表達性藝術工作，包括詩的工
作，都無法存在。詩的神祕——當它起作用時——就像奇蹟一般

發生。這個奇蹟不能被視爲理所當然。它帶來驚奇。我們認爲表達性藝術與詩歌語境下的神祕很難解釋，或是更精準地說，它無法解釋，或不應該解釋，因爲它的本質不是解釋性的，而是想像性的。作者與表達性藝術專業人員的美學與倫理任務是保護神祕的美，保護這令人感到陌生、費解、驚奇的影響。我們不想要太早揭開詩的神祕感，否則詩將因此失去它的美。

被藏起
不可知的
晦澀難懂

有時它出現
從我枕頭下
或透過窗戶

面對地平線
那裡每個人說話
或忽然靜默

它等著我
這一路上

它隱藏自己
在樹後
或在我走的每一步中

沉睡的身體
或靜默的鳥兒

黑洞
在我腦中舞蹈

祕密，被縫綴在
萬物的面貌中
找尋我

透過我的感官，它發芽
　　　　　　我接收它的深淵
　　　　　　　它讓我屏息
　　　　　　　　它停下我的旋轉

閃爍
在神秘的瞬間

　　　　　　　　——歐迪特 ‧ 威里茲
　　　　　　　（Odette Velez 2018, p.1）

詩與驚奇

我們知道，為了避免不愉快，我們會選擇忽視。我們想要思考其他事情，但是，我們無可避免地又回到不愉快的事情上。只要沒有其他的力量拉我們往前，我們一定會回到我們想要逃離的地方。寫詩給我們可以堅持的事物。我們象徵性地創造了自己的握持（hold）。當我們面對生活挑戰時，可能覺得想要閉上雙眼，詩可以讓我們想要再次好奇地看一看。絕望的情況被具有未來展望與可能性的事物取代，這些事物讓我們大開眼界，而不是要求我們在它面前閉上眼睛。對於用詩歌來工作的專業人員來說，自身能成為大開眼界的事物是很棒及美麗的。在驚奇中，我們可能展開凝視。從另一個角度看，世界看來不同，因此，新的觀點開啟了新的可能性。

> 現在靜默，尊重這詞的
> 創造、未受污染、不加掩飾的力量。
> 命名、承認、理解。
>
> ——瑪戈・法契斯・尼爾

在學習的情境下，是什麼讓我們感到驚訝、對我們產生影響呢？我們容易從一個睜大眼睛的人認出她是感到驚訝的。她體驗到讓她感到迷戀、著迷的事。在這個不尋常的、充滿能量的迷人

狀態下，我們下巴下垂，嘴張開，發出：「哦！」的聲音。

1. 驚奇與意料之外就像是對手足

驚奇是對出乎意料、不符合任何預期之事的反應。

感到驚奇的人處於新事物的魔力之下；那些是以前從未發生的事情。新的事情有比過去更強大的力量，這使得我們忘記熟悉的事物，或者至少在此刻，過去的事物暫時消失到背景之中了。那些讓我們以及案主感到驚異的事物，比現有的痛苦、問題或內心的苦惱更為重要、更有意義。

一件藝術品，例如一首詩，在本質上就是無法預期的，它們以自己的方式無預期地出現。一首詩可以用它的獨特的新意讓我們感到驚奇。

2. 驚奇和好奇有關

開放、驚訝、甚至像孩子般的興奮——「你看！」、「喔，好美！」、「真糟糕！」——讓我們不安地不停踱步。好奇心被激起。我們想要發掘未知、跟未知待在一起，並加以探索：你是什麼？你是誰？你想告訴我什麼？

此刻，好奇、對新事物的渴望成為了驅力，創造出我們與過去的距離。當向後的景象消退，拉入新的事物佔了優勢，形成了向前的移動。一種新的、仍然未知的與詩、與身為藝術家的自己之間的聯繫被創造出來。

3. 驚奇激發內在學習

　　驚奇可以啟動新的學習。感到驚奇的人會很好奇，想要知道更多。她想要探究的心智被喚醒了。這種學習是內在的、從內在產生動機，而且是自主的。當一首詩被創作時，我們特別注意最開始的反應。這個令人敬畏的時刻，是強大、不批判、溫柔的存在感與接受的地方。在這種開放之中，任何事情都有可能發生。在表達性藝術工作中，我們關注這種好奇。它給了不可預期的事情發生的機會。之後，我們可以做出回應與形塑。我們尊重這個珍貴的時刻；在敬畏之中，時間靜止，我們和理解間有了連結。

　　我們花時間探索一首詩、認識它的特質。從藝術創作所學的以及美學分析反思的可以提供以新的方式處理已知的問題方法。

　　我們學習新的觀點，協助我們用不同的、更自由的方式來接觸我們的擔憂及問題。

詩與美

人生是美麗的

即便美也需要我們幫助
我的及你的
想被灑在我們

乾枯的心上
想被揉入我們
敏感的皮膚裡。

即便美也尋著它的聲音
在洶湧的海中尋著
它不闔眼
在滑翔的海鷗身上尋找
牠不計其數拍動
在大王椰子樹上尋找
它流蘇的葉子
高懸在那宜人藍色中。

我不會讓美被奪走，
不是我的、也不是你的——
美，我們每日愛的糧食，
填塞空洞的牙齒，撫平皮膚的皺褶。

你手在我手中
能平靜地顫抖，這鳥兒
可確定它的巢穴。

　　　　　　——瑪戈·法契斯·尼爾

在詩中，我們可以指出艱困或災難性的事件，我們也可以給美一個機會。或者，是美給我們一個機會，一個令人屏息的機會。在某些神奇時刻，我們會屏住呼吸、眼睛睜大、挺起胸膛，雙臂想要擁抱壓倒性的事物。這些是純然的存在時刻，是被接納的時刻。想想爬山爬了好幾個小時之後，忽然看到的全景；想想秋天落葉松金黃的光芒。我們也可以想想日常生活中的事物，例如一束照在祖母舊地毯上的陽光，或是意料之外的微笑。美向我們展示我們的世界；我們有時候是很灰暗的世界也可以是人間天堂。我們對生活與世界有更好的一面的渴望，那是一種強大的目的論力量。這個渴望拉著我們往前，啟發我們詩歌寫作。只要我們的內心還有一絲絲的渴望、只要我們接近渴望，渴望也會接近我們。尋找會朝著我們前來。我們的尋找也是一種發現。

德國藝術家兼教授彼得·西納皮爾斯（Peter Sinapius, 2010）說「美」：「像一朵花，當花苞綻放，無意間揭露了它的美麗。」（p.105）我們會說一首詩很美，是因為它的真相令我們感到驚奇。當我們寫詩，我們的目標並不是美。我們的目標是發自內心的真實與精準的文字，其中有蘊含著令人驚喜的開放。從這裡，一個可以讓改變進入的開放。感知到美可以是走向開放的方式。有時候，在面對困難或災難時，我們為了生存而變得麻木。但在詩歌的表達性藝術工作的情境下，我們可能重新喚醒感官以及想像力，來面對生活的困難。

丹麥藝術家瑪肯‧傑科比（Majken Jacoby）告訴我們，美的經驗是驚奇的。

美意外顯現，我們無法勉強它，但是我們可以做好準備與迎接它，在半路上我們可以這麼說，這正是藝術創作教會我們的……美帶給我們的其中一個禮物就是：美能夠打破僵化的分類，告訴我們還有更多。我們可以在各處找到這些「更多」：大自然、藝術、科學、日常生活、其他人類。（Jacoby 2012, p. 181）

之後

我們打破了分類

分析了知道的

遠離中心化，解構了　世界

　　　　　　　　　藝術與美

　　　　　　　　　我們自己

　　　　　　　　　並知道它本身

我們能留在那未知之地方嗎？

　　　　　　　　不確定的、顫抖的、

　　　　　　　　陌生的、神祕的

　　　　　　　　黑暗的和也是美麗的

故事發生的地方
瓦解的地方，

典範間的空間？
藝術家對我們說什麼呢？
她說　　　　　　　　還有更多，打開門
有什麼在呼喚　　　　藝術
　　　　　　　　　　那另一個人
　　　　　　　　　　那藍色小花
　　　　　　　　　　在它那綠色草皮上
　　　　　　　　　　在小徑旁，
生而為人，意義何在？
　　　　　　　　　　為了回應這呼喚
要說：　　　　　　　是的，我在這裡，
待在那裡
未知

　　　　　　　　　　是的，我還在這裡。

——莎莉・阿特金斯（2017, p.20）

　　寫詩、讀詩、聽詩都可以帶給我們美與驚奇的經驗。寫詩教
會了我們、我們要讓自己準備就緒，以遇見美與驚奇。

透過詩歌學習不同的思考方式

當我們談到學習，我們認為治療與輔導都是學習的過程；這種過程在某種意義來說，是必須捨棄不健康的、無益的生活方式，也是重新學習健康的、適當的存在方式。我們不會強迫個案學習、不會用道德批判來加強他的學習，我們希望學習來自個案的內在。被詩啟發的驚奇，是一種能夠接受開放狀態，可以作為重新學習的強烈吸引力。

每一種藝術學科都可以開啟尋找的心智和學習。我們和文字工作時，學習是一種感官的思考，一種不同的思考。詩歌會帶來一種沒有審查、沒有價值判斷的重新思考，因為詩不是爭論而是指出。思緒以文字和意象形成。透過詩人，思考變成了有意義的想像與準確的希望之光，點燃了超越思考的想像。經由詩歌，我們轉化了預感、情緒或召喚。這種跳躍的思考行為成為傳奇，經得起時間與空間的考驗。

詩人給了文字某種新鮮但又古老的味道，很像情人在關著的門內，重新再發明的對話似的。這是親暱之詞，即使是攻擊也不會造成傷害。是重新創造了我們自己和世界的文字。這些文字讓無法言說的、無法言喻的有了自己的魅力。在這個意義上，詩不但讓我們感到驚訝，詩本身便是充滿驚奇的語言。

時間比我們長久──愛、信心與希望，是通往明天的紐帶。
詩歌，永恆的的占卜師、表演者、千姿百態的傳道士。

──瑪戈‧法契斯‧尼爾

‧◆‧

　　詩能夠做到我們在現實中做不到的事情。詩讓人聯想到永
恆、加速、縮短或重複。每一首詩都有一個開始，讓我們看到起
點，讓我們有勇氣一再開始，甚至有所進展。如果說有什麼是無
法摧毀的、永恆的，那就是我們暫時以之為家的文字。詩是人類
無法言喻的信念，詩很慷慨──詩包容了我們。

現在，讓我們讚美──再一次

我們都是凡人
我、你和明日的孩子
我們活著，然後我們死去不返。
我們練習文字
吃、喝、愛與睡
有時我們的臉
因驚奇而發亮。

──瑪戈 ‧法契斯 ‧尼爾

詩歌，作為藝術本位的研究

　　當我們以最眞實的尋找和進入新的和未知領域的方式做研究時，我們總是面臨矛盾的任務：我們必須表達我們在研究什麼，但還無法描述。在藝術本位的研究上，雄恩‧麥克尼夫（Shaun McNiff,1998a）是位先驅。他讓我們看到，如果要解決這個矛盾，新的研究方式非常重要。他談到的「藝術本位」是單數的art，而不是複數的arts，他的「藝術」指的是德文的「Kunst」。

　　以某種意義看，每一首詩都是某種研究，超越了詢問的聲音，進入了與「成爲」與「他者」神奇並神祕的相遇。我們開始寫詩時，不知道會出現什麼，但是相信書寫將會帶來新的、意料之外的東西。詩與詩的思維作爲不同的思考方式是珍貴的方法，其重要性反映在對詩歌作爲一種藝術本位研究形式的新興興趣上（請參考Barone & Eisner 2012；Gelsen 2016; Knowles & Cole 2008; Leavy 2009, 2018; Springgay et al. 2008）。

　　柯林‧葛萊斯尼（Corrine Glesne, 2016）指出，詩歌可以接觸到在實證研究中被忽視的聲音。她注意到，詩歌的研究可能有不同的標籤，如詩歌詢問、詩歌描述、民族志詩學、表演詩歌或詮釋詩歌。她提供了詩歌描述的例子，研究者可以從受訪者的話語中，或是從他們的經驗與反思中創作詩歌。在此方法中，研究者試圖表達經驗的本質，以及想法的節奏和情感。

　　派翠西亞‧李維（Patricia Leavy, 2009, 2018）提醒我們，詩

歌不只是代表數據的一種另類方式而已。在研究中使用詩歌的形式可以協助研究者理解數據的不同角度，並看到多元意義以不同的方式傳達數據。她認為，當研究者關注多元主體性和接近被抑制的聲音時，詩歌的方法特別有用。詩歌的實踐在突顯言語表達上極有價值，其不但可以反映人類經驗，同時也形塑了人類經驗。這些做法反映了認識論的角度，尤其是對於後現代思潮而言。

選擇使用詩歌的形式做研究的研究者會強調學習並精煉詩歌能力的重要性。他們建議，使用詩歌的研究者需要持續閱讀詩、聽詩，才能磨練自己的能力，盡可能有效地表達他們的詩歌研究（Glesne 2016; Leavy 2009, 2018; Leggo 2008）。

敬研究之神與女神們

給我們勇氣

挑戰優越的典範

打破客觀的假象

輕輕提起文字的響亮之重

因我們渴望詩歌

以舞蹈編織

音樂表演的戲劇

讓我們睜大雙眼去看

我們那未經檢驗的主體性

讓我們打破思維的分類

找到感官的知識論

在此讓奇蹟、熱情與理性相互作用

——莎莉・阿特金斯（2013, pp.57-58）

　　詩意的探究可以爲我們在生活中提出的問題提供一種生活方式，正如詩人里爾克（Rilke 1993, p. 35）說的：「對於你心裡尚未解決的一切要有耐性，試著愛問題的本身。」

結論

　　在本章中，我們展現寫詩在本質上就是未來取向的學習。詩人一旦開始，寫在紙上的頭幾個字會呼喚更多字，造就一首未來的詩、在開始時不知道的詩。由此，詩的學習需要創造並遇見他者、遇見奇特的新的事物。對詩的展開歷程的信任，開啟了驚訝、神祕、驚奇與美。在這個意義上，詩提供我們不同的學習與思考方式，也提供了一種藝術取向的研究。

第 6 章

具復原力的生活方式表達性藝術的詩歌作為

Expressive Arts Poetry as
a Way of Resilient Living

表達性藝術的詩歌是復原力的詩歌。在最後這章中，我們將簡要回顧並討論在本書寫作中所出現的關於復原力的重要概念。我們首先會從豐富語言的表達性藝術詩歌開始理解。我們也會討論表達性藝術詩歌的五項重要前提。最後，我們討論詩歌作為培養愛的地方，以及「儘管如此……」的概念。當我們談到詩歌是一種生活方式時，我們回到了詩歌在專業工作與我們日常生活中所闡述的基本人類主題。

從文字到世界：豐富語言

　　語言協助我們在日常生活中、熟悉世界，建立有語言意義的關係。語言的組織功能大幅緩解了日常生活的挑戰。通常，日常生活使用的語言讓我們能夠很快相互理解和定向適應（Eberhart & Knill 2010）。但是語言也可以造成誤解以及口語爭執。身為表達性藝術專業人員，我們使用詩歌來工作時，會仔細傾聽個案和自己所說的話，嘗試用能夠產生有效影響的方式使用語言。運用詩歌進行治療時，我們會注意語言的整個脈絡，包括溝通技巧、提問的藝術，以及引導對話的準則。

　　如果有人尋找輔導或治療，他便是希望有所改變（Eberhart & Knill 2010）。我們通常可以觀察到個案的思維在原地打轉，語言表達能力已經進了死胡同。他發現受困在貧乏的語言當中，

用片面和負面的語言來描述自身經驗（Eberhart & Knill 2010）。

我們知道，現實、語言與思維是彼此交織的（Whorf 2008）。豐富的語言會影響思維，也影響對世界的體驗。因此，我們要擴展語言的玩性範圍。能夠描述細節的人會注意到經驗的豐富性。他會注意到細微的差異可以用來改變自己，朝向新的方向邁進。

表達性藝術專業人員賦權個案，讓個案可以經由詩歌藝術性地表達自己，同時在口語上也能以更有差異、更新的方式表達，遠離貧乏的語言和刻板印象。語言越是被區分，對世界的經驗也會更有差別，讓意想不到的和新的事情更有可能發生。

以下是幾種豐富語言的方法：

- **提出具體問題**：專業人員可以提出具體化的問題，協助個案拓展觀點，例如：「還有呢？」或「你可以再多說一些嗎？」或「我也想看看。」我們的目標是有具體的、簡單的、特殊的（Eberhart & Knill 2010）。

- **和團體或團隊工作時，透過輪流來豐厚**：專業人員引進「自我陳述」（I statements），因為我們只能講述自己的經驗、想法和感受。尼爾介紹了這感覺。團體中的每一個人輪流發言，使用以下的指導原則：從此時此刻開始，描述你此時此刻的感覺如何，然後你可能進入你作為團體參與者的猜測和願望。在一對一的會談中，我們會精確使用個人的「自我陳述」，避免概括，例如「我們都這

麼覺得」。

- **用詩的語言**：在遠離中心化的階段，專業人員用詩歌干預或引導使用詩歌的語言。讓詩說話，打開一個和日常生活不同的語言、遠離日常規則或刻板印象。

　　詩歌的語言和日常生活的語言不同，我們從談論某件事情，變成直接對某件事情說話，或從某件事情說。在日常生活中，我們清楚地用「我」的聲音說話，詩歌則以另一個陌生的聲音說話。在日常生活中經常沒有被聽到的，可以經由詩歌而被聽見。

表達性藝術詩的前提

　　進行詩歌的表達性藝術創作時，我們回到詩歌與生活的重要主題，包括受到朵敏（Hilde Domin）啟發的議題。我們將談到表達性藝術中，進行詩歌工作的五項重要前提：解放前提、儘管如此前提、示範前提、解救前提、勇氣前提。結尾時，我們談到詩歌的煉金術，以及詩歌作為培養愛的園地。

解放的前提：詩歌，瞬間片刻自由之地

　　任何時候，我們可能會覺得陷在自己的常規、習慣、想法或感受之中。年輕時，我們可能覺得世上充滿所有可能性。當我們

年紀漸長，選擇可能減少，我們可能傾向只遵從一種方式。生活中的改變可能帶來解放，也可能造成限制。開始新的工作或新的關係，可能開展我們的人生；生病或失去所愛之人，則可能讓我們感到沉重。

解放是對支配力量產生的反應，我們需要某人或某事成為我們的解放者。但是，我們只能解放自己，沒有人可以為我們做這件事。詩歌可以賦權我們內在的解放者。我們可以因為創作暫時忘記困難處境。暫時的遺忘讓我們自由，於是新的空間出現了，讓其他事物進入。

進入遠離中心化的空間體現詩歌的書寫，將帶來不同的專注。在日常生活中或遇到困難時，我們往往會審查自己，以便適應。詩歌的書寫不受審查的束縛。詩歌要作者發明、創造新的事物。朵敏（1999a）談到我們在藝術性的詩歌塑造行動中掙扎和綻放時，我們會積極脫離日常生活，以獲得瞬間片刻自由。

麥克尼夫（McNiff 2015）指出，創造的力量是自然的力量，就像呼吸一樣的基本。詩歌的藝術力量來自於我們，然而，它不只是自我表達。這個力量是「他者」，和「我們」不同。當我們尊重他者時，就可以經由書寫、閱讀、分享詩歌，和他者建立關係。詩歌的聲音穿過我們的不確定感、懷疑、厭倦和絕望。力量流過我們，我們無法完全掌控這股力量（McNiff 2015）。當我們放棄控制，新的事物就浮現出來。當我們把詩歌的聲音從我們自己的情緒與聲音解放出來時，詩歌就對我們有解放的影響。

- 表達性藝術詩歌考慮到了詩歌的解放性。在詩歌的遠離中心化階段，我們會促進成員浸潤在體現寫詩、讀詩、表演詩的經驗之中。個案／詩人與促進者雙方都跟隨著創造性的力量動起來，超越困境的狀況。
- 表達性藝術詩歌建立在藝術之上，使我們成為自己的瞬間片刻解放者。這些自由的時刻將帶領我們往前。

儘管如此前提：召喚奇蹟

在德語中，Wunder（奇蹟）的詞源來自 Verlangen（慾望）和 Wunsch（希望），也就是「願望」。如果失去一切，我們還是可以許願。我們可以許願讓美好的事發生，讓令我們感到驚奇的事發生。我們無法解釋奇蹟的樣貌，否則，奇蹟就不是奇蹟了。但是，奇蹟發生的時候，我們可以從自己的反應知道。奇蹟會影響我們，讓我們感到驚訝。在此情境下，我們把奇蹟描述為令人驚訝和非同尋常。

我們無法命令個案或我們自己保持樂觀或對美好明天抱著希望。這種態度輕蔑個案無盡地解決他的問題之嘗試。詩的語言將抽象的詞彙或心理學的術語轉化為可以看得到的語言。這種語言將喚起我們的想像力。如果我們輕柔地伸出手，就可以呼喚奇蹟（Domin 1996, p.61，法契斯·尼爾翻譯）。

- 在表達性藝術詩歌相信儘管如此，奇蹟會發生。我們謙卑

地知道，我們無法強迫驚奇的體驗。我們知道，驚奇的經
驗與慈悲有關、要為它做準備、也要有足夠的關注來辨別
它。

在與詩歌的表達性藝術工作中，在遠離中心化的階段，我們
召喚奇蹟。我們無法強求解決方法的到來。這是個案之前已經嘗
試過，卻徒勞無功的事情。但是我們可以保持希望，準備奇蹟發
生。專業人員以美學的方式負責引導遠離中心化，使問題「奇
蹟地」消失，而問題在會談結束時，又以經過轉化的樣子重新出
現。要實現這目標，首先需要責任的轉移。個案需要解放自己，
為自己的需求站起來，並邁出一步，呼喚自己詩歌的聲音。他必
須願意放下，跳進形塑詩歌的未知空間。專業人員不幫個案負起
這個責任。但是，專業人員要負起美學上的責任，朝向使一首詩
或任何藝術作品的成功誕生。

專業人員掌握架構和促進引導，以便在遠離中心化的階段
中，新的和出乎意料的事物能夠發生。有意義的詩歌可能感動個
案，也感動專業人員，雙方都感到驚奇。這時我們知道，奇蹟發
生了。這時，我們可以進入收穫階段，檢視我們在形塑詩歌的過
程中學到了什麼。這奇蹟般又驚奇的慈悲時刻是一種純粹的存
在，是被詩感動的片刻。在此解放的時刻裡，所有的可能性都打
開了。驚奇既沒有蹤跡，也沒有處方。驚奇是一個起點，出於必
要，讓我們一起發掘改變該往哪裡和如何的發展。在淨化的改變

發生後，我們片刻如同白紙一般。

在與表達性藝術詩歌工作時，我們會區分現實。我們活在日常生活的現實中，但會談時我們設定一個不尋常的現實。我們進入這個不尋常的現實：遠離中心化，一個另類世界的體驗（Knill, Levine, & Levine 2005）。專業變革者促進一個結構，提升個案對限制的敏感度，在這些條件之內，藝術上的形塑可以出現。這準備的行動已經具有轉化性。重點在於讓個案準備好接收顯現的事物，而不是對詩有先入為主的成見（通常，這是個案面對既有問題以及如何解決問題的嘗試的複製）。雙重的準備就此發生。藉由準備空間、放下對問題的過度嚴肅，個案和自己迫切的問題產生距離，並準備好接受新的視角。注意力會從專注問題轉移至完全投入於詩歌的塑造中。

在表達性藝術的創作進行過程中，我們從問題取向朝向資源取向，也稱為解決取向。在《解決方案藝術》（*Lösungskunst*）中，艾伯哈特和尼爾（Eberhart & Knill 2010）談到遠離中心化時的資源取向概念。經由和詩歌工作，個案從藝術創作中學到豐富資源。

擔憂的狀況產生了改變。個案連同專業人員一起，可以分析獲得的資源，以及這些資源對困擾的影響。首先，我們命名擔憂。然後，我們放下它，投入到藝術創造的過程，並從分析藝術創造過程與藝術作品，來收穫有用的資源。這種被擔憂所蒙蔽到看到了可以帶來解決方法的資源的轉變，這過程確實是有如奇蹟一般。

- 表達性藝術的詩歌的工作著眼遠離中心化的現象，包含了儘管如此的概念。儘管絕望——這問題——還是有希望，一個儘管如此的希望。有挑戰，也有選擇。如果有方法進入問題，就有方法走出問題。矛盾而神奇的是，我們在會談的遠離中心化階段已經遠離問題。我們離開說話的空間，進入了藝術創作工作室中一個不同的物理和心理空間。在美學分析的過程中，專業人員以及個案／詩人會反思哪些有幫助、哪些有困難，以及哪些是可以獲得解決的。

- 表達性藝術的詩歌工作將遠離中心化視為奇蹟。二者皆不可預期，無法強迫。這個驚奇的慈悲時刻是有根據的，可以收穫在感知互動的書寫、閱讀和演出中獲得的有用的資源。

示範前提：詩歌，無用之用、不可或缺

我們人類將詩歌視為我們生活中內在的需要、視為靈魂的滋養，然而我們不能將詩歌固定在特定的目的上，這將會違背詩歌那喚起和創新的本質。詩沒有目的，然而也不是沒有無目的。

朵敏（1998）給了詩一個存在意義：詩可以有值得仿效示範性的特徵，和設想出它可能是怎樣另類的願景。一首詩可以呼喚出現實中尚未可能、或許永遠不可能的。當詩歌描繪出了某種視野，它就能創造出我們對更好的世界的渴望，一種我們人類有能

力與自己的不足和解的希望，以及一種推動實現這希望的渴望。在朵敏的詩〈溫柔的夜〉（Tender Night）中，描述了包含萬物的愛，並與愛的有限和解。愛雖然強大，卻並非無所不能。愛無法阻止醜陋之事，但是我們可以愛「愛無法挽回的東西」（Domin 1997, p.54，法契斯·尼爾翻譯）。

　　詩歌作為範例需要一個轉折、一個曲折、一個變化、一個驚奇且出乎意料的結尾、一個有對比的結尾。為一首詩找到有意義的結尾，可能會讓我們找到生命中必要的轉折（必要性）。我們的生活需要什麼？詩歌，雖然無用，卻可以有著類似牧師或薩滿的功能，向我們揭露無法取代的。

　　當一首詩的寫作動力超越了個人經驗，它就成為了一首詩。這首詩歌也對其他人說話。個人經驗是被嵌入在人類經驗之中（Domin 1998）。例如，自己的哀傷是為人類的哀傷服務。在這意義上，這首詩給了作者安慰，他並不孤單。這是療癒，因為作者同時接近並遠離自己的觀點。當他能夠加入人類集體時，他將自己從孤立中解放出來。當他為有相似經驗的人說話時，這些人也會想像地對他說話。

　　麥克尼夫（1992）談到，在與意象工作時，可以使用對話與想像。同樣的，我們可以預防對詩歌機械化的誤用。我們與詩歌進入對話，遇見詩歌的想像。身為讀者，我們感覺自己邂逅詩歌。當我們允許詩歌為他者和與我們不同，而不是把詩歌當作我們自己的延伸或投射，我們就能與詩歌相遇。

- 表達性藝術的詩讓詩歌是詩歌，擁有它自己的身分（和詩人不同）。
- 表達性藝術的詩歌強調詩歌在遠離中心的示範或願景的本質。我們經由詩歌學習還有什麼其他可能、是如何的樣子、我們渴望的是什麼。想像變得生動，點燃了我們的渴望。
- 表達性藝術的詩歌重視詩歌的無用和無可取代的本質：我們在會談時，不會隨意使用詩歌。我們和個案一起探索書寫和工作，直到感受到寫詩必要性。一旦詩歌開始「跟隨」作者，當作者不斷聽詩歌，詩歌就成為他的生活夥伴、一種投入、一種「更好的聲音」、祈禱或咒語，值得他仔細聆聽。
- 表達性藝術的詩強調詩歌與遠離中心化之間的相似性。遠離中心化階段與詩歌，二者都是無用，卻又都是不可或缺的。擺脫任何目的，詩歌為需要被塑造與被聆聽的那一刻提供了一個平台。

拯救前提：詩歌作為慈悲之行動

　　詩人提到激發他們第一首詩歌的不同的來源。在許多情況下，其背後是一種渴望：渴望表達無法言喻的事情、渴望被聽到、被理解。詩歌也像浴火鳳凰般，源於人類本質，源於我

們的復原力，和內心深處的力量。詩歌可以是自我救贖。朵敏（1998）說過，詩歌像慈悲行動來到她面前。她的第一首詩談到了從心中升起的一朵盛大明亮蒼白的花（Domin 1998）。

　　拯救意味著脫離危險境域，獲得救援的錨。要把自己從絕望的困境拉出（一次再一次），需要不同的反作用力。我們在治療或輔導的環境中，談到德文中的「台階」（vorspringen）的概念，在此過程中其中，專業人員向前進入遠離中心的空間，並在那兒創作一首詩歌，將個案拉了進去。拯救只有在個案與專業人員的躍進中，才能發生。任何事後的躍進，例如給予建議、與困難共處，都是不夠的。麥克尼夫（1992）說過，藝術是治療受傷靈魂的良藥。這個藥需要受到照顧並定時服用，才能避免復發。

　　拉寇爾（La Cour1953）談到作者需要學著放下自我，謙卑卻堅強地為寫作服務。換句話說，詩歌要求我們和自己的掙扎、和我們個人觀點以及我們對正確的渴望和解。詩歌訓練我們放下個人野心，為更大的目的服務。我們確實有自己的意志。然而，詩歌也會發展它自己的意志。作者的任務不是要扼殺詩歌或投射他的意志，而是超越他的意志，接受詩歌想要去的地方。詩人學會傾聽，學會透過另一個而不是自己的聲音說話。我們從個人的移動到人際的與超個人的。寫詩是無懼地參與其中宏大的神祕。詩意書寫要與自己和解，同時也啟動了和解。作者對他自己做出承諾，要為找到內心平靜而寫作、為適合的詞句奮鬥，直到它發揮作用、直到靈魂的語言說話。

麥克尼夫（1992）認為，拯救與危險相關。他說，哪裡有危險或創傷之處，哪裡就有天使。當我們因為患有與靈魂的失落有關的疾病時，藝術本質上會做為靈魂之藥而出現（McNiff 1992）。

- 表達性藝術的詩歌倚賴重新開始的概念。詩歌給了我們一個機會，以一張白紙重新開始。當我們在新的一頁開始時，我們承諾和解，因為只有和解之人才能夠重新開始。
- 表達性藝術詩歌認為詩歌是仁慈的行動。當詩歌出現，我們受到提醒，覺得感激，把它當作禮物來接受。
- 表達性藝術的詩歌會研究詩歌的拯救面向。自己的聲音會被詩中其他的聲音所拯救。
- 作為仁慈的行動，表達性藝術的詩歌注重詩歌的拯救面向，它建立在這樣的信念上：即詩歌超越於我們的理解，從而將我們封閉的思維從循環思維裡拉出來。
- 表達性藝術的詩歌是基於在紙上進行轉化的跳躍的勇氣。
- 表達性藝術的詩歌建立在詩歌的和解本質之上，使作者渴望與自己和平共處。

勇氣前提：詩歌，勇於命名和呼喚

我們不能把書寫與閱讀詩歌的靈魂層面視爲理所當然。我們需要特殊的勇氣才能到達那裡。對於朵敏，詩歌就像任何藝術形式，甚至從勇氣而生。詩歌無法說出自己的出路，詩歌必須說服自己融入其中。作者需要三種勇氣：述說的勇氣，也就是做自己；命名的勇氣，也就是不錯誤命名或說謊、不扭曲和偏頗，直言不諱直呼他們的名字；呼喚的勇氣，相信他人開放的心態以及直率的勇氣（Domin 1998）。

- 表達性藝術的詩歌建立在勇氣的基礎上，促進了做自己的勇氣，指出事物本來面貌，並勇於呼喚以及傾向呼喚。

我們的命運不一定是我們的選擇，或是正如朵敏（1999b）說的，陷入吞噬之中不是我們的選擇。但是，我們有直呼吞噬名字的自由，可以無懼地小聲呼喚彼此。如此一來，我們讓野獸的下巴保持張開，因此它無法吞噬我們。以其名呼喚吞噬就是呼喚野獸（Domin 1999b）。直接呼喚不同於喊叫或簡單的回應。我們無法逃脫吞噬的野獸，也無法消滅野獸，但是無懼的呼喚可以阻擋牠摧毀的力量。牠將無法再咬我們了。

朵敏的詩〈這是我們的自由〉（This is Our Freedom, 1999b, p. 7），將召喚描述爲是一項雙重的任務：呼喚彼此，並以吞噬之名呼喚吞噬。這呼喚要求某種開放地接受答案，同時也開放地看等

待我們的是什麼。當我們感到好奇，開放就發生了。好奇心讓我們的精神保持年輕精神。好奇心讓我們睜大眼睛，看到未來，而不是淹沒在過去。帶著孩子般的心態，我們會想要知道更多。

- 表達性藝術的詩歌是建立在呼喚某人或某事的勇氣之上。這種呼喚是一種創新，建立在文字引發與放逐的力量。可能發生於會談的注入（filling in）階段、遠離中心化階段或收穫的階段。呼喚給需要對話的留下空間。然而，有勇氣呼喚比僅僅「談話」或「強調」更為強大。我們敢於挖掘文字的魔力。
- 表達性藝術的詩強調孩子般的好奇心，指向未來。

詩歌的煉金術

詩歌是神奇的。在詩歌之中，我們能夠握持並尊重存在的無法解釋的神祕。詩歌呼喚我們，去完成奇妙且不可能的任務，試圖用語言說出無法用語言表達的，也試圖理解理性的心智無法理解的。詩歌是在日常生活與想像的世界之間，以及二者之間的閾限空間中移動的門檻之地。我們對自然界的感官經驗和文化與普世故事、神話與象徵的想像世界相遇。

在寫這本書的過程中，我們了解到詩歌與它的魔力是無法被

抑制的。詩歌以某種方式透過我們書寫。它可以被閱讀、被大聲說出來、被傾聽、被吸收、被消化。然而，當我們試圖用英文的主詞與動詞翻譯詩歌的神祕智慧時，總是還缺少什麼。詩歌仍然是我們與神祕邂逅之處。

詩歌提供了以特別的方式使用文字的可能性，以擁抱與問題共存和深化我們問自己生命問題的能力。這些是生命的大哉問：我是誰？我的生命目的是什麼？我要如何與他人相處？我要如何與我相信的、比渺小的我更宏大的相處？詩歌的濃縮和親密的形式，開啟了我們甚至不知道我們有的問題，觸及到我們的思考與經驗的本質。

在詩歌中，觀點、情感、理解的煉金術般的轉化經常發生。絕望變成了安慰的意象。憤怒變成了祈禱。死亡成爲了生命週期的一部分。問題成爲了更廣闊的觀點。當我們保持開放與臨在，從當下學習，會有更多的東西來到。改變發生，不只是從詩歌本身，也從寫詩歌或閱讀詩歌的過程中發生。

詩歌是野生的。我們也是野生的。在詩歌中，我們可以承認並尊重我們在岩石與大樹、河流與山岳、沙漠與草原的活生生的世界中彼此互相連結的經驗。我們可以擁有我們與超越人類的動物和植物世界的關係，與我們人類同伴的關係，以及我們在宇宙萬物大家庭中的位置。我們在大自然之中，大自然也在我們之中。我們存在於季節、日夜、出生、成長、開花、播種和死亡永無止境的循環之中。

在烏鴉的陪伴下

有些語言
比文字更古老
還有另一套律法
比任何寫下來的
更古老、更真實。

黑暗的翅膀盤旋著，
牠們在雪中找到死亡
並知道這個地方；
這些是鳥
我們藉其來衡量我們的生活。

牠們並不安靜
也不貼心，這些鳥兒
牠們吃著死屍
以便存活；
牠們知道世界如何變化。

牠們參與，
牠們的尖喙做法

某種優雅生態

剔淨骨頭

一種溫柔舉動。

  ——莎莉 · 阿特金斯（2005, p.3）

  詩歌是讚頌藝術與自然界之美的行動。這種美超越了文化與歷史的形式規則，使我們充滿活力並喚醒我們。在詩歌中，美以驚喜出現在我們眼前。我們可以用文字和文字間的空白，來認定並讚美我們周圍大大小小的美。

我問自己，美是什麼

我問自己，美是什麼。

我問自己，愛是什麼。

我問自己，現實是什麼。

我該怎麼生活？

我視網膜上的波動

告訴我，樹是綠的。

肌膚的一次邂逅

成為故事的對話。

有時優美佳作

在早晨來到

太陽潑灑紅暈

在高山上

有時優美佳作

在老師

安靜的肯定中來到

召喚我們的老師

尊敬來自我們內在的

老師。

今天，我找到庇護所

在這文字縫織的巢穴裡

我把這地方命名為

美。

——莎莉·阿特金斯

（2012, p.23）

詩歌，培育愛的地方：儘管如此……

　　愛讓我們用遊玩的方式來保持覺知。愛使得我們對別人、對世界敏感。在愛之中，我們學著塑造關係。愛是原諒和給彼此第二次的機會的老師。寫詩歌的時候，我們學著命名、塑造各種愛、滋養對於愛的信念。朵敏（1999a）談到詩歌與愛的相似性。寫詩歌與做愛都可從練習而獲益。二者都無條件地將我們帶入當下，帶領我們進入下一刻。二者都在既定的時間裡給了我們一段特別的時間。二者都沒有任何目的，卻又無可取代。愛與詩歌在這裡是為它們自己。

　　詩歌與愛都讓我們超越一般常識。朵敏對愛的看法並不多愁善感，而是世界上最為實際的。在她的小說《第二座樂園》（*The Second Paradise*, 2006）裡，愛也是為伴侶冷卻雙腳。哈恩（Hahn 2009）寫到朵敏時，強調朵敏的觀點：即愛是獲得自由與安全的地方。愛人者使自己變得脆弱。愛別人需要勇氣維持依附，儘管害怕受到傷害。儘管如此，我們依然有勇氣去愛（Hahn 2009）。

　　在〈我們的長長影子〉（Our Long Shadows, 1999b）的詩中，朵敏呼喚她的愛要有覺知、要充分地活著，因為我們的足跡接近死亡。她要求自己的愛要考慮到「我們的租約如此稍縱即逝」（p.30，法契斯・尼爾翻譯）。我們的死亡一次再一次震撼著我們，讓我們渴望在愛中充分生活。朵敏談到「鐘響時刻」

（ringing hour），並很詩意地宣稱只有鐘響時刻會「延伸至心最外層的肌膚，持續著」（p.30，法契斯‧尼爾翻譯）。

> 此刻鐘響，我們不能倖免於這鐘響。
> 我們聽見鐘響，每個小時都聽見它。
> 時光流逝，歷久不息，
> 當鐘響時刻延伸時，
> 未留下思考的空間，
> 在時間與我們心的肌膚之間。
> 時光、肌膚、心、持久的呼吸。

──瑪戈‧法契斯‧尼爾

在表達性藝術中，我們希望提供難忘的會談才能為痛苦提供一股平衡力量，以對抗困難所帶來的沉重負擔。我們希望我們的工作能夠提升生活品質；我們也希望一個可以持續的會談，能延伸到心最外層的肌膚。

• 表達性藝術的詩歌讚美愛，認為它是忍受儘管如此狀況的力量，一種給我們勇氣在可能範圍內充分生活的力量。

愛，你是我的摯愛，
願你隱忍
和溫柔，全屬我們的
在字母的彩虹下。

Love, you my most beloved,
may you be forbearing
and gentle, all ours
under the rainbow of the alphabets.

若愛裡沒有我，
我將成為被沖上岸的木頭。

If love would not have me,
I would become wood washed
ashore.

愛，你是我的摯愛，
我們所有的，願你堅強屹立
不憤怒、不自誇，
不追求或
不倚賴不義。

Love, you my most beloved,
all ours, may you stand firm
without fury or boasting,
without going after
or resting on injustice.

若愛裡沒有我，
我將成為被沖上岸的木頭。

If love would not have me,
I would become wood washed
ashore.

愛，你是我的摯愛，
現在依然
我們所有的，愛

Love, you my most beloved,
remain for now
all ours, love

與我共度、升起
從此和諧於
時間的搖擺。

愛，你是我的摯愛，
在你神祕輪廓中
我們所有的，從臉到臉。

寫給P.

———瑪戈·法契斯·尼爾
（2012, p.226）

that passes with me, rises
and from now on tunes
the swing of time.

Love, you my most beloved,
in your mysterious contours
all ours, from face to face.

For P.

Margo Fuchs Knill
(2012, p.226)

結論

　　書寫、閱讀和傾聽詩歌是種轉化的實踐，教導我們與我們生
活和時代中衝突的力量和解，並一次次地重新獲得內在的平靜。
詩歌把我們帶到恐懼的另一面，帶走了我們思緒的黑暗邊緣。詩
歌把我們帶向永無止境。表達性藝術的詩歌是復原力之詩，它們
不只是專業的藝術作品，也是能有助於充實地活著。詩歌不鏡射
復原力，也不一定談論復原力；詩歌是日常生活的一部分。當我

們祈求、讚美、哀慟、提問、呼喚和回應時，我們可以稱之爲詩歌的冥想或祈禱，又或創造有意義的時刻。

　　　　　　　　　詩歌與我們一起
　　　　　　　　　詩歌使我們存活
　　　　　　　　　詩歌是母親
　　　　　　　　　將我們送到世上
　　　　　　　　　服侍那無法言喻的
　　　　　　　　　服侍那靜默的
　　　　　　　　　服侍那我們使我們存活的。

　　　　　　　　　　──瑪戈‧法契斯‧尼爾

| 附錄一 |
參考書目

Adams, M. (2003) 'Daily Practice.' In S. Atkins, M. Adams, C. McKinney, H. McKinney, E. Rose, J. Wentworth and J. Woodworth *Expressive Arts Therapy: Creative Process in Art and Life*. Boone, NC: Parkway Publishers.

Antonovsky, A. (1979) *Health, Stress, and Coping*. San Francisco, CA: Jossey Bass, Inc.

Antonovsky, A. (1996) 'The salutogenic model as a theory to guide health promotion.' *Health Promotion International 11*, 1, 11–18.

Atkins, S. (2005) 'Breath is the First Prayer,' 'Tell Me, She Said,' 'In the Company of Crows' and 'Madwoman.' In S. Atkins *Picking Clean the Bones*. Blowing Rock, NC: Parkway Publishers.

Atkins, S. (2010) 'Sometimes,' 'And When We Speak,' and 'Especially in Spring.' In M. F. Knill and S. Atkins *And When We Speak*. Boone, NC: Parkway Publishers.

Atkins, S. (2012) 'I Asked Myself, What is Beauty.' *Poiesis: A Journal of the Arts and Communication, 14*, 232.

Atkins, S. (2013) 'To the Gods and Goddesses of Research' and 'Where Are the Five Chapters?' In S. McNiff *Art as Research: Opportunities and Challenges*. Bristol and Chicago, IL: Intellect.

Atkins, S. (2014a) 'The Courage to Meet the Other: Presence and Openness in the Professional Relationship.' In H. Eberhart and S. Atkins *Presence and Process in Expressive Arts Work: At the Edge of Wonder*. London and Philadelphia, PA: Jessica Kingsley Publishers.

Atkins, S. (2014b) 'The "I Am . . ." Poem' In B. D. Thompson and R. A. Neimeyer (eds) *Grief and the Expressive Arts: Practices for Creating Meaning*. New York, NY and London: Routledge.

Atkins, S. (2017) 'After.' In E. G. Levine and S. K. Levine (eds) *New Developments in Expressive Arts Therapy: The Play of Poiesis*. London and Philadelphia, PA: Jessica Kingsley Publishers.

Atkins, S. and Snyder, M (2018) *Nature-Based Expressive Arts Therapy*. London and Philadelphia, PA: Jessica Kingsley Publishers.

Barone, T. and Eisner, E. (2012) *Arts Based Research*. Thousand Oaks, CA: Sage Publications.

Bassler, A. (2008) 'Ich bin eine Dennoch-Frau.' *Deutschlandfunk Kultur.* Accessed on 25/11/2019 at www.deutschlandfunkkultur.de/ich-bin-eine-dennoch-frau.1124.de.html?dram:article_id=176875.

Berry, W. (1983) *Standing by Words.* Berkeley, CA: Counterpoint.

Chavis, G. (2011) *Poetry and Story Therapy: The Healing Power of Creative Expression.* Philadelphia, PA and London: Jessica Kingsley Publishers.

Citino, D. (ed.) (2002) *The Eye of the Poet: Six Views of the Art and Craft of Poetry.* New York, NY: Oxford University Press.

Dissanayake, E. (2002) *What is Art for?* Seattle, WA: University of Washington Press. (Original work published 1992.)

Dissanayake, E. (2012) *Art and Intimacy: How the Arts Began.* Seattle, WA: University of Washington Press. (Original work published 2000.)

Domin, H. (1992) *Nur eine Rose als Stütze.* Frankfurt am Main: Fischer Verlag. (Original work published 1959.)

Domin, H. (1993) *Gesammelte Essays.* Frankfurt am Main: Fischer Verlag. (Original work published 1992.)

Domin, H. (1996) *Hier.* Frankfurt am Main: Fischer Verlag. (Original work published 1964.)

Domin, H. (1997) *Rückkehr der Schiffe.* Frankfurt am Main: Fischer Verlag. (Original work published 1962.)

Domin, H. (1998) *Gesammelte autobiographische Schriften.* Frankfurt am Main: Fischer Verlag. (Original work published 1992.)

Domin, H. (1999a) *Das Gedicht als Augenblick von Freiheit. Frankfurter Poetik-Vorlesungen.* Frankfurt am Main: Fischer Verlag. (Original work published 1988.)

Domin, H. (1999b) *Der Baum blüht trotzdem.* Frankfurt am Main: Fischer Verlag.

Domin, H. (2006) *Das zweite Paradies.* Frankfurt am Main: Fischer Verlag. (Original work published 1968.)

Eberhart, H. (2014) 'The Adventure of the Unknown: Working in a Process-Oriented Way.' In H. Eberhart and S. Atkins *Presence and Process in Expressive Arts Work: At the Edge of Wonder.* London and Philadelphia, PA: Jessica Kingsley Publishers.

Eberhart, H. and Atkins, S. (2014) *Presence and Process in Expressive Arts Work: At the Edge of Wonder.* London and Philadelphia, PA: Jessica Kingsley Publishers.

Eberhart, H. and Knill, P. (2010) *Lösungskunst, Lehrbuch der kunst- und ressourcenorientierten Arbeit.* Göttingen: Vandenhoeck and Ruprecht.

Fox, J. (1995) *Finding What You Didn't Lose: Expressing Your Truth and Creativity Through Poem-Making.* New York, NY: Jeremy P. Tarcher/Putnam.

Fox, J. (1997) *Poetic Medicine: The Healing Art of Poem-Making.* New York, NY: Jeremy P. Tarcher/Putnam.

Fuchs, M. (1996) 'Creations.' In *Season-ing Life.* Toronto: Palmerston Press.

Fuchs Knill, M. (2004) 'Praise Me, Now' and 'Hold.' *To Day: Poems and Poetics.* Toronto: EGS Press.

Fuchs Knill, M. (2010) 'From Day to Day', 'Each Rising Day' and 'Let Us Be What We Are.' In M. F. Knill and S. Atkins *And When We Speak.* Boone, NC: Parkway Publishers.

Fuchs Knill, M. (2012) 'The Work of Art and the Way Art Works.' *Journal of the Arts and Communication 14.*

Fuchs Knill (2017) In E. G. Levine and S. K. Levine, (eds) *New Developments in Expressive Arts Therapy: The Play of Poiesis.* London and Philadelphia, PA: Jessica Kingsley Publishers.

Glesne, C. (2016) *Becoming Qualitative Researchers: An Introduction* (5th edition). New York, NY: Pearson.

Hahn, U. (2009) 'Schreiben war das Unverlierbare.' *Emma.* Accessed on 25/11/2019 at www.emma.de/artikel/hilde-domin-schreiben-war-das-unverlierbare-264016.

Heidegger, M. (1975) *Poetry, Language, Thought.* Trans. by A. Hofstadter. New York, NY: Harper and Row. (Original work published 1971.)

Hirsch, E. (1999) *How to Read a Poem: And Fall in Love With Poetry.* New York, NY: Harcourt.

Hirshfield, J. (2015) *Ten Windows: How Great Poems Transform the World.* New York, NY: Alfred A. Knopf.

Jacoby, M. (2012) 'To listen and join in the singing: Thoughts on beauty based on the work by Morten Skriver.' *Poiesis: A Journal of the Arts and Communication 14,* 172–182.

Kabat-Zinn, J. (2005) *Coming to Our Senses: Healing Ourselves and the World through Mindfulness.* New York, NY: Hyperion.

Keats, J. (1899) *The Complete Poetical Works and Letters of John Keats.* Cambridge Edition. Boston, MA and New York, NY: Houghton, Mifflin and Company.

Knill, P. J. (1999) 'Soul Nourishment, or the Intermodal Language of Imagination.' In S. K. Levine and E.G. Levine (eds) *Foundations of Expressive Arts Therapy: Theoretical and Clinical Perspectives.* London and Philadelphia, PA: Jessica Kingsley Publishers.

Knill, P. J. (2005) 'Foundations for a Theory of Practice.' in P. J. Knill, E. G. Levine, and S. K. Levine (eds) *Principles and Practice of Expressive Arts Therapy.* London and Philadelphia, PA: Jessica Kingsley Publishers.

Knill, P. J., Barba, H. N., and Fuchs, M. N. (2004) *Minstrels of Soul: Intermodal Expressive Therapy.* Toronto: EGS Press. (Original work published 1995.)

Knill, P. J., Levine, E. G., and Levine, S. K. (2005) *Principles and Practice of Expressive Arts Therapy: Toward a Therapeutic Aesthetics.* London and Philadelphia, PA: Jessica Kingsley Publishers.

Knowles, J. G. and Cole, A. L. (eds) (2008) *Handbook of the Arts in Qualitative Research: Perspectives, Methodologies, Examples and Issues.* Thousand Oaks, CA: Sage.

La Cour, P. (1953) *Fragmente eines Tagebuches*. Frankfurt am Main: Bücher der Runde.

Leavy, P. (2009) *Method Meets Art: Arts-Based Research Practice*. New York, NY and London: The Guilford Press.

Leavy, P. (ed.) (2018) *Handbook of Arts-Based Research*. New York, NY and London: The Guilford Press.

Leggo, C. (2008) 'Astonishing Silence: Knowing in Poetry.' In J. G. Knowles and A.L. Cole (eds) *Handbook of the Arts in Qualitative Research: Perspectives, Methodologies, Examples and Issues*. Thousand Oaks, CA: Sage.

Lepore, S. J. and Smyth, J. M. (eds) (2002) *The Writing Cure: How Expressive Writing Promotes Health and Emotional Well-Being*. Washington, DC: American Psychological Association.

Levine, E. G. and Levine, S. K. (eds) (2011). *Art in Action*. London and Philadelphia, PA: Jessica Kingsley Publishers.

Levine, S. K. (1997) *Poiesis: The Language of Psychology and the Speech of the Soul*. London and Philadelphia, PA: Jessica Kingsley Publishers. (Original work published 1992.)

Levine, S. K. (2005) 'The Philosophy of Expressive Arts Therapy: *Poiesis* as a Response to the World.' In P. J. Knill, E. G. Levine and S. K. Levine (eds) *Principles and Practice of Expressive Arts Therapy*. London: Jessica Kingsley Publishers.

Levine, S. K. (2007) 'Open the Door.' *Song the Only Victory: Poetry Against War*. Toronto: EGS Press.

Levine, S. K. (2019) *Philosophy of Expressive Arts Therapy*. London: Jessica Kingsley Publishers.

Mazza, N. (2003) *Poetry Therapy: Theory and Practice*. New York, NY: Brunner-Routledge.

McKim, E. and Steinbergh, J. W. (1999) *Beyond Words: Writing Poems with Children* (3rd edition). Brookline, MA: Talking Stone Press. (First published in 1983.)

McNiff, S. (1992) *Art as Medicine: Creating a Therapy of the Imagination*. Boston, MA: Shambhala Publications.

McNiff, S. (1998a) *Art-Based Research*. London: Jessica Kingsley Publishers.

McNiff, S. (1998b) *Trust the Process*. Boston, MA: Shambhala Publications.

McNiff, S. (2009) *Integrating the Arts in Therapy: History, Theory, and Practice*. Springfield, IL: Charles C. Thomas Publishers.

McNiff, S. (2014) 'Art speaking for itself: Evidence that inspires and convinces.' *Journal of Applied Arts and Health 5*, 2.

McNiff, S. (2015) *Imagination in Action*. Boston, MA: Shambhala Publications.

Oliver, M. (1994) *A Poetry Handbook: A Prose Guide to Understanding and Writing Poetry*. New York, NY: Harcourt Brace and Company.

Orr, G. (2002) *Poetry as Survival*. Athens, GA: University of Georgia Press.

Orr, G. (2018) *A Primer for Poets and Readers of Poetry*. New York, NY and London: W.W. Norton.

Paz, O. (2009) *The Bow and the Lyre. The Poem. The Poetic Revelation. Poetry and History*. Austin, TX and London: University of Texas Press. (First published 1973.)

Rilke, R. M. (1993) *Letters to a Young Poet*. Trans. M. D. Herter Norton. New York, NY: W.W. Norton. (Original work published 1934.)

Roethke, T. (2001) *On Poetry and Craft*. Port Townsend, WA: Copper Canyon Press. (First published 1965.)

Shapiro, S. L. and Carlson, L. E. (2009) *The Art and Science of Mindfulness: Integrating Mindfulness into Psychology and the Helping Professions*. Washington, DC: American Psychological Association.

Sinapius, P. (2010) *Ästhetik therapeutischer Beziehungen. Therapie als ästhetische Praxis*. Aachen: Shaker Verlag.

Springgay, S., Irwin, R. L., Leggo, C., and Gououasis, P. (eds) (2008) *Being with A/r/tography*. Rotterdam: Sense Publishers.

Thompson, B. D. and Neimeyer, R.A. (eds) (2014) *Grief and the Expressive Arts: Practices for Creating Meaning*. New York, NY and London: Routledge.

Turner, V. (1995) *The Ritual Process: Structure and Anti-Structure*. New York, NY: Aldine De Gruyter Publications. (Original work published 1969.)

Velez, O. (2018) *Toward an Encounter with Mystery through Poetic Sensitivity in the Expressive Arts*. Unpublished PhD Qualifying Paper, The European Graduate School, Switzerland.

Whorf, B. L. (2008) *Sprache, Denken, Wirklichkeit. Beiträge zur Metalinguistik und Sprachphilosophie* (25th edition). Reinbek bei Hamburg: Rowohlt. (Original work published 1963.)

Williamson, M. (1992) *A Return to Love*. New York: HarperCollins Publishers.

Zopfi, C. and Zopfi E. (1995) *Wörter mit Flügeln*. CH: Zytglogge Werkbuch Kreatives Schreiben.

我們在表達性藝術工作中運用的詩歌

我們從下列詩人身上獲得啟發，學習如何在面對學生與個案時運用詩歌。網路上都可以查到他們的作品。

- 羅斯・奧斯蘭德（Rose Ausländer）
- 喬康達・貝利（Gioconda Belli）
- 艾利卡・伯卡特（Erika Burkart）
- 希爾德・朵敏（Hilde Domin）
- 薩沙・加爾澤蒂（Sascha Garzetti）
- 卡里・紀伯倫（Kahlil Gibran）
- 喬里・格雷厄姆（Jorie Graham）
- 烏拉・哈恩（Ulla Hahn）
- 喬伊・哈喬（Joy Harjo）
- 伊芙琳・哈斯勒（Eveline Hasler）
- 維爾納・盧茨（Werner Lutz）
- 安東尼奧・馬查多（Antonio Machado）

- 伊莉莎白・麥金（Elizabeth McKim）

- 巴勃羅・聶魯達（Pablo Neruda）

- 約翰・奧多諾霍（John O'donohue）

- 瑪麗・奧利弗（Mary Oliver）

- 奧克塔維奧・帕斯（Octavio Paz）

- 伊爾瑪・拉庫薩（Ilma Rakusa）

- 瑪麗・卡羅琳・理查茲（M. C. Richards）

- 萊納・瑪利亞・里爾克（Rainer Maria Rilke）

- 魯米（Rumi）

- 梅・薩頓（May Sarton）

- 威廉・斯塔福德（William Stafford）

- 湯瑪斯・特蘭特羅默（Tomas Tranströmer）

- 大衛・懷特（David Whyte）

作者的其他著作

* 《自然取向表達性藝術治療：整合表達性藝術和生態治療》
  (*Nature-Based Expressive Arts Therapy: Integrating the Expressive Arts and Ecotherapy*)
  作者：莎莉・阿特金斯（Sally Atkins）與梅利斯・史奈德（Melis Snyder）
  前言：柯林・葛萊斯尼（Corrine Glesne）與坡・艾斯朋・史托尼斯（Per Espen Stoknes）
* 《表達性藝術工作的臨在與過程：在好奇的邊緣》(*Presence and Process in Expressive Arts Work: At the Edge of Wonder*)
  作者：赫伯・艾伯哈特（Herbert Eberhart）與莎莉・阿特金斯

相關書籍

* 《表達性藝術治療的哲學：創作的理解與治療的想像》
  (*Philosophy of Expressive Arts Therapy: Poiesis and the Therapeutic Imagination*)
  作者：史蒂芬・萊文（Steven K. Levine）
  前言：凱瑟琳・海蘭・穆恩（Catherine Hyland Moon）

- 《表達性藝術與表演藝術裡的即興：形塑與放手的關係》
  (*Improvisation in Expressive and Performing Arts: The Relationship between Shaping and Letting-go*)
  作者：貝里茲・德米爾西奧格魯（Beliz Demircioglu）
  前言：史蒂芬・萊文
- 《表達性藝術治療的新發展：詩意創作的玩耍》（*New Developments in Expressive Arts Therapy: The Play of Poiesis*）
  編輯：艾倫・萊文（Ellen G. Levine）與史蒂芬・萊文

Holistic 153

喚醒心中的詩
表達性藝術的詩歌創作、療癒與復原力
Poetry in Expressive Arts: Supporting Resilience through Poetic Writing
瑪戈・法契斯・尼爾（Margo Fuchs Knill）與
莎莉・阿特金斯（Sally S. Atkins）——著
文 苑——審閱 丁 凡——譯

出版者—心靈工坊文化事業股份有限公司
發行人—王浩威 總編輯—徐嘉俊
特約編輯—王聰霖 責任編輯—饒美君
通訊地址—10684台北市大安區信義路四段53巷8號2樓
郵政劃撥—19546215 戶名—心靈工坊文化事業股份有限公司
電話—02）2702-9186 傳真—02）2702-9286
Email—service@psygarden.com.tw 網址—www.psygarden.com.tw

製版・印刷—彩峰造藝印像股份有限公司
總經銷—大和書報圖書股份有限公司
電話—02）8990-2588 傳真—02）2290-1658
通訊地址—248新北市五股工業區五工五路二號
初版一刷—2023年7月 ISBN—978-986-357-306-7 定價—460元

Poetry in Expressive Arts: Supporting Resilience through Poetic Writing
Copyright © Margo Fuchs Knill and Sally S. Atkins 2021
Foreword copyright © Shaun McNiff 2021
First published in 2021 by Jessica Kingsley Publishers
Chinese (Traditional) rights © 2023 by PsyGarden Publishing Company
ALL RIGHTS RESERVED

國家圖書館出版品預行編目資料

喚醒心中的詩：表達性藝術的詩歌創作、療癒與復原力 / 瑪戈.法契斯.尼爾(Margo Fuchs Knill), 莎莉.阿特金斯(Sally S. Atkins)著；文苑審閱. 丁凡譯. -- 初版. -- 臺北市：心靈工坊文化事業股份有限公司, 2023.07
面； 公分. -- (Holistic ; 153)
譯自：Poetry in Expressive Arts : Supporting Resilience through Poetic Writing
ISBN 978-986-357-306-7(平裝)

1.CST: 藝術治療 2.CST:詩歌

418.986   112010853